ゆるむ！

最強のセルフメンテナンス

「腸」から始まる食事の教科書

サイエンスライター
長沼敬憲

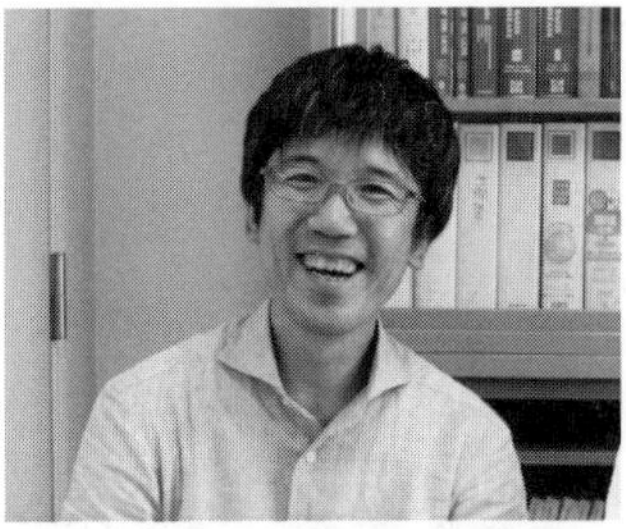

長沼敬憲　Takanori Naganuma

山梨県生まれ。作家。サイエンスライター。旅人。セルフメンテナンス・食事プログラム開発者。30代より医療・健康・食・生命科学・歴史などの分野の取材を開始、書籍の企画・編集・著者プロデュースに取り組む。著書に『腸脳力』『最新の科学でわかった！最強の24時間』『ミトコンドリア"腸"健康法』など。エディターとして、累計50万部に及ぶ「骨ストレッチ」シリーズをプロデュースしたほか、医師、研究者、ボディワーカー、施術者など様々な分野の第一人者の書籍を手がけてきた。

2015年12月、活動拠点である三浦半島の葉山にて「ハンカチーフ・ブックス」を創刊、編集長に就任。日本各地を旅し、その土地の人と風土に関わってきた経験を活かし、日本のローカルの歴史と文化を海外発信するnowhere JAPAN（ノーウェア・ジャパン）プロジェクトを設立するなど、食、健康、旅、歴史、文化など人と生命の営み全般をつなげ、俯瞰する活動を続けている。2020年夏、5年の歳月をかけて取材・執筆したライフワーク『フードジャーニー』をハンカチーフ・ブックスより刊行予定。
一般社団法人セルフメンテナンス協会理事、NPO法人日本レホルム連盟顧問、一般社団法人日本温め免疫機構顧問。

★ハンカチーフ・ブックス　https://handkerchief-books.com/

★ Bio & Anthropos（科学系インタビューサイト）　https://www.bio-anthropos.com/

★ Little Sanctuary（個人ブログ）　https://little-sanctuary.net/

★一般社団法人 セルフメンテナンス協会　https://selfmaintenance.org/

★ NPO法人 日本レホルム連盟　https://www.jrl.or.jp/

★一般社団法人 日本温め免疫機構　https://www.n-a-m.or.jp/

自分の体は
自分で治そうョ

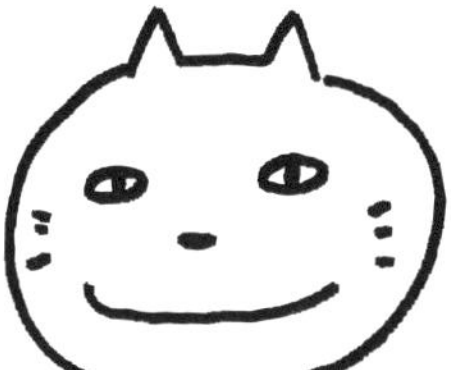

Let’s Try !

はじめに～食事を変えると心も体も元気になる

この本では、疲れた心と体をよみがえらせる、ちょっと変わったセルフメンテナンスの方法をお伝えしたいと思っています。

なぜ変わっているとかというと、「あまり頑張らずに元気になる」ことをコンセプトにしているから。むしろ、頑張らないほうがうまくいく、これってもしかしたら人生の極意かもしれません。

そんなこと信じられない？　そこまで甘くない？　でも、それが本当だったら、ちょっと希望が湧いてきませんか？

頑張らないと言っても、怠けることをすすめているわけではありません。怠けるどころか、むやみに頑張ることを減らしていったほうがパフォーマンスは高まり、自然とやる気が湧いてきます。いままでキツイと思ってきたことが、逆にスイスイできるようになるかもしれません。

それから、基礎体力も上がり、病気にも強くなります。

なぜそんなことが言えるのか？

理由はカンタン、私たちの体はそのようにできているからです。

実際、消化管も、血管も、脳も、神経も……自分自身の努力とは無関係に働き、私たちの生命は維持されています。

この本を読んでいくと自分の体に宿っている不思議な働きに気づき、「そうか、この働きを利用すればいいのか」と感じるでしょう。肩の力がフッと抜け、ラクになる人もいるかもしれません。

無理にストイックにならなくても変わっていけるのです。

まず心がけてほしいのは、体を元気にすること。

いつも悩んでしまう自分を責めてしまうことはありませんか？　そう感じることがあったら、体に目を向けてください。

体がちゃんと働いてくれたら、その分、心はラクになります。無理に心がけなくても自然と明るく、前向きになれます。

メンタルトレーニングや自己啓発の本にもいいことがたくさん書いてあります

が、心がけだけで前向きになるのは大変ですよね？

毎日ハードワークを強いられている人にメンタルの大切さを説いても、「そんな余裕はない！」と言われかねません。プレッシャーのかかる状況で「落ち着いて」と言ったところで実行は難しいでしょう。


大事なのは、そうやって無理に心をコントロールしたりせず、「自然と前向きになれる条件を増やしていく」こと。

そのためにまず見直していきたいのが、毎日の食事です。

コンディションのほぼ8～9割は毎日の食事に左右されます。ここをおざなりにしたままメンタル（心）だけ変えようとしても、日々移ろう体調に振り回され、思うように改善は進んでいきません。

食べ物は腸で消化吸収され、活動エネルギーに変わります。腸がしっかり働いているからこそ体調が整い、元気でいられるのです。

まずは腸からコンディションを整えていきましょう。

食べ物がうまく消化吸収でき、エネルギーに変えることができると、私たちの体は機能性が増し、「快」を覚えます。

もちろん、うまく排泄することも「快」でしょう。

食べたものを効率よくエネルギーに変え、なおかつ、不要なものは出す、この「出し入れ」の条件を整えていけば、心地よく感じられる時間が増え、心と体はそれだけでラクになっていきます。

最近、耳にする機会が多い「免疫力」（病気に対する抵抗力）も、こうしたセルフメンテナンスの過程で養われるでしょう。

何をどれだけ、どう食べたらいいのか？　サプリメントはどこまで必要か？　日常のストレスケアは？　運動は？

これまであるようでなかった、頑張らないセルフメンテナンス。発想の転換をしながら、ぜひ一緒に体験していきましょう。

この本をご覧になる前に

健康であること、能力が発揮できること、幸福であること……本来、よりよく生きていくためのエッセンスはすべてつながりあっています。

同じ細胞でできた生き物なのですから、体が元気になることですべてが連動し、底上げされていくのです。この本では、こうした変化のプロセスを次の3つのステップに分けて体験していきます。

ステップ1・腸を元気にする（免疫力）

↓

ステップ2・ストレス耐性をつける（抗酸化）

↓

ステップ3・幸福感を高める（細胞活性）

この3つのステップすべてにからんでくるのが、毎日の食事です。

まず、ステップ1では腸内細菌を味方につけていきます。食事を通して腸内環境を整えていくと基礎体力がつき、少々のことでは体調が崩れにくくなります。メンタル（感情）も自然と安定してくるでしょう。

ステップ2では、ここ一番で踏ん張れる「強さ」を身につけます。

ここで助けてくれるのは野菜や果物などの植物です。ストレスで酸化してしまった体を癒し、緊張を取り除いていくことで心も軽くなり、プレッシャーに負けない体質に変わっていきます。

ステップ3では、こうしてバージョンアップされた心と体を土台に、幸福感を高めていきましょう。ミネラルなどの微量成分を取り入れることで一つ一つの細胞を活性化させ、意識の変化を後押ししていきます。

微生物（腸内細菌）、植物（野菜、果物）、そして鉱物（ミネラル）。

いわば自然の力をフルに活用することで疲れた心と体がよみがえり、生き物としての本来の力が湧き上がってきます。

目次

第2章　ファスティングで五感を取り戻す

第3章　植物の生命力をチャージする

第4章　ミトコンドリアが生き方を変える

第5章　強く、優しく生きるために

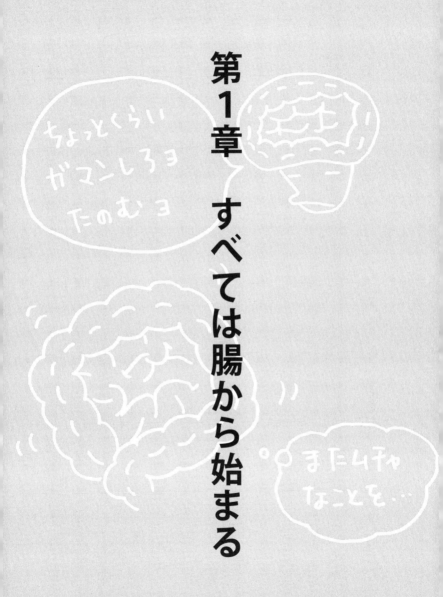

第1章　すべては腸から始まる

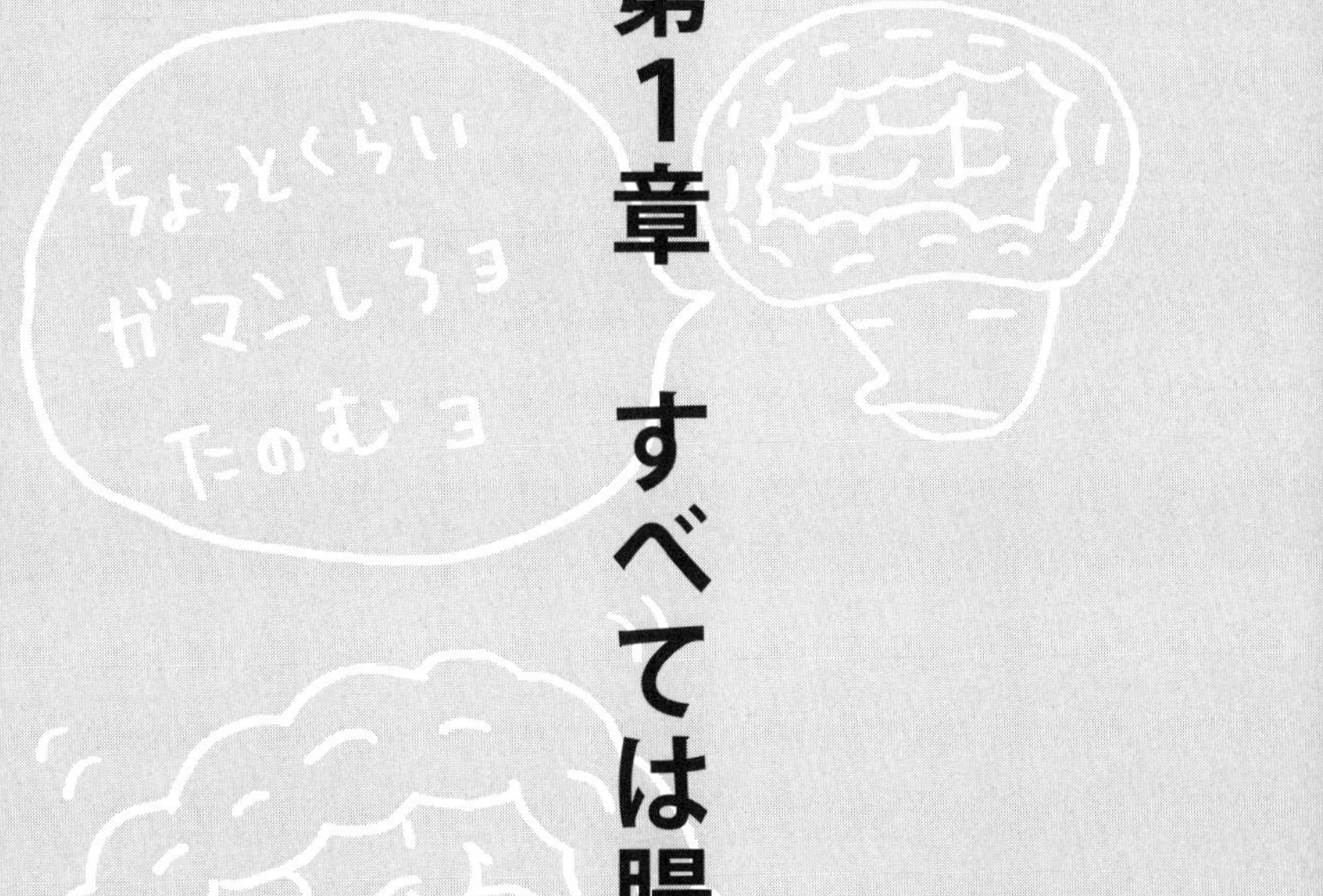

セルフメンテナンスは「自分を知る」手がかり

健康に生きていくため、何が必要でしょうか？

いろいろな考え方があると思いますが、ここではまず生きることの原点にさかのぼってみましょう。

ヒトという生き物は食べて、呼吸することで生きています。

つまり、食べることと息することがうまくいかないと生存が脅かされ、体調が悪くなったり、病気になったりするわけです。

もちろん、体が不調になれば心も影響を受けますね。イライラしたり、不安にさいなまれたり……むしろこのほうが問題でしょう。物事がうまくいかない背景には、感情の乱れが関わっているからです。

人を疑ったり、むやみに恐れたり、争いの原因はほとんどが感情です。将来のことを必要以上に不安に思うのも同様です。

脳が過剰反応して感情が暴走してしまうわけですが、私たちは「本当の自分」は別のところにいることを知っています。

ついイライラして人に当たってしまった時、自分のことが嫌になるのは、そうではない自分を知っているから。

そうではない自分、それは感情に害されていない自分。

いつもフラットで落ち着いていて、どっしり構えていられる自分。心が充実していて、生きる希望に満ちている自分。

コンディションが落ちてしまうだけで、大事なものが失われます。

病気になることも問題かもしれませんが、心の余裕を失い、自分らしくいられなくなるのはもっとつらいことです。

判断力も落ち、迷いも多くなってしまうでしょう。


どんな時でも自分らしくいられるため、疲れた心と体を整えていきませんか？

そのために必要なメソッドを、この本ではセルフメンテナンスと呼んでいます。

体の健康を整えることで心を安定させ、日常のなかでブレてしまった自分の軸をもとの場所に戻していくのです。

腸が働かなくては何も始まらない

ブレない自分をつくるために、まず何から始めたらいいでしょうか？　ここでは、食べることに目を向けていきましょう。

この50～60年もの間、社会は目まぐるしく発展してきましたが、それはいいことばかりだったわけではありません。工業化が進むことで、生物が心地よく生きる環境はかなり悪化しました。

その影響を最も受けたのが食事でしょう。

ひと昔前であれば飢餓が大きな問題になりましたが、いまは食べすぎのほうが問題にされるようになりました。

それだけでなく、食べ物の安全性も問われています。

添加物だらけの食べ物を摂りつづけて構わないのか？　農薬や化学肥料をどこまで受け入れていいのか？

糖質は体にいいのか、悪いのか？　タンパク質や脂質はどうか？

気にしてばかりだと生きていけないと言われそうですが、ふだん食べているものを見直していくと実際に体調は良くなります。そればかりか、メンタルも安定し、生きる力が湧いてきます。

もちろん、病気にもかかりにくくなります。

食べたものが自分の体をつくっている以上、決して不思議なことではありませんが、世の中にはいろいろな情報が飛び交っていますよね。どこから改善していけばいいのか、迷ってしまう人も多いでしょう。

毎日の食事を見直していきたいと思ったら、まず食べるということの基本がどこにあるか？　目を向けてください。

食べ物を消化吸収し、排泄しているのは「腸」という器官です。

腸がしっかり働いていなければ、せっかく取り込んだ栄養も吸収できず、エネルギーに変えることができません。

これまでの栄養学は、食べ物にどんな栄養が含まれ、それが体にどう作用するかについて語ってきました。腸が働いていることを前提にカロリー計算や栄養バランスが説かれてきたわけですが、現実はどうでしょう？

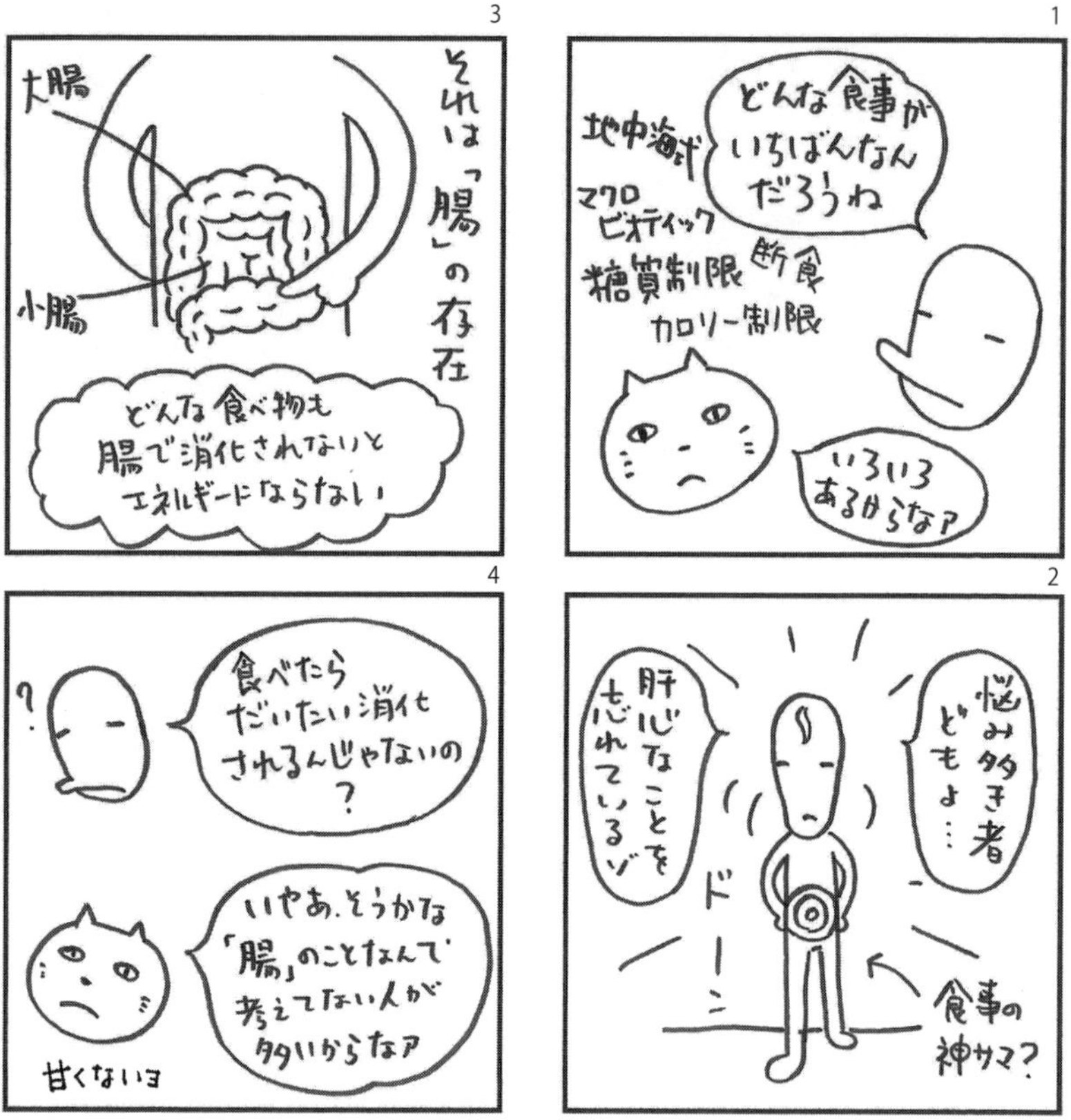
1
どんな食事がいちばんなんだろうね
地中海式
マクロビオティック
糖質制限
断食
カロリー制限
いろいろあるからなア
2
悩み多き者どもよ…
肝心なことを忘れているゾ
ドーン
食事の神サマ?
3
それは「腸」の存在
大腸
小腸
どんな食べ物も腸で消化されないとエネルギーにならない
4
?
食べたらだいたい消化されるんじゃないの?
いやあ、そうかな「腸」のことなんて考えてない人が多いからなア
甘くないヨ

現代人の多くは腸を酷使しながら生きています。いま、自分自身が疲労困憊しているとしたら、腸も同じように疲労困憊しています。ストレスに悩まされていたら、同じようにストレスを感じています。

いや、疲労やストレスを最初に感じる場所がじつは腸なのです※。もしかしたら、消化吸収どころではない状態かもしれません。

どんな食事をするかを問う前に、腸が元気に働いているか？　まずその点をチェックをする必要があるのです。

お通じの状態が「いまの自分」を教えてくれる

私たちの体の器官は、起きている時も眠っている時も働きつづけ、たとえつらくても文句を言うことはありません。

腸もまた、そんな沈黙する器官の一つ。ただ、意識を向ければ「腸がどう感じているか？」を確認できます。

まず参考になるのは、お通じの状態です。

※詳しくは、第２章を参照。人の祖先である脊椎動物は、まず消化管（腸）から発達しました。脊髄の先端にある脳が大きくなったのはその後のことです。

いきなりウンチの話？　そう、「腸のコンディションを知る」手がかりはいちばん身近なところにひそんでいます。

・便のにおいはどうか？
・どんな硬さか？
・頻度はどのくらいか？

できれば3日〜1週間、しっかり記録して、セルフチェックしてみてください※。

「便が硬くて、回数が少ない」「ひどい臭いがする」場合は、体感がなくても、調子がよくない証拠になります。

何日も便秘が続くようであれば、なおさらです。

便秘は医学的には病気とは見なされていませんが、体の異変を知らせる身近な兆候のひとつです。そう、食べているのに出ないということは、体にとってかなりのストレスなのです。

自分の体がいまどれだけストレスを感じているか？　まず毎日のお通じから感じ

※「ウンログ」（unlog.co.jp）など、便の回数や状態を記録するアプリケーションが開発されています。携帯電話などにダウンロードして活用すると便利です。

とってみてください。事実をもとにして判断することが、「いまの自分の状態を知る」手がかりになります。

食べることは「腸内細菌とエサを分かち合う」こと

次にチェックしたいのは食事の内容です。

お通じの状態をチェックすることがファーストステップとしたら、ここで問われるのは腸内細菌との関わりです。

腸内に百兆もの菌が生息していることはよく知られるようになりましたが、腸内細菌との共生にはルールがあります。

ルールをちゃんと守れないでいると菌たちが暴れ出し、腸内環境が乱れ、コンディションが低下するわけです。

そのルールとは、いったいどんなものなのか?

共生するということは、文字通り、一緒に暮らすということです。一緒に暮らしていくには、「食事をともにする」必要があります。

食べたものは小腸で消化吸収されるだけでなく、その一部は大腸に運ばれ、ここに棲んでいる菌たちのエサになります。食べるということは、菌たちと食べ物を分かち合うことでもあるのです。

それは、子供を育てたり、ペットを飼ったりするのと変わりません。

ごはんをあげなければ、虐待だと言われてしまいますね？　一緒に住んでる菌たちに対してはどうだったでしょう？

自分のお腹が満たされればそれでいいとは思わず、毎日の食事のなかに彼らのエサも用意しなければなりません。「自分一人で生きているわけではない」と認識するのが、食を見直す第一歩。

具体的にどんな食事を意識したらいいでしょうか？

「エゴイスティックな食事」が腸を腐敗させる？

一番のカギは、糖の摂り方にあります。

糖と言うと砂糖を思い浮かべるかもしれませんが、栄養学では炭水化物と呼ばれ、様々な種類に分けられます。

ここでは消化のされ方によって、次の2つに分けて考えましょう。

①小腸から消化されてエネルギー源になる　↓　砂糖・でんぷん※
②大腸まで届いて腸内細菌のエサになる　↓　食物繊維・オリゴ糖

①と②がバランスよく摂れていれば菌たちとエサを分かち合えますが、ごはんもパンも精製してしまうと②の大部分が失われます。
好きかかどうか、食べやすいかどうかで食べたいものを選んでいたかもしれませんが、菌たちの立場で考えてください。

とりわけパンの原材料である小麦粉や砂糖は、ほとんどが精製されているため、大腸に届きにくい糖の仲間に入ります。

仕事が忙しいと食生活が不規則になりがちですが、そうした時、手軽に食べられるパンやスナック菓子を口にする機会が増えていきますね。

つまり、パンやスナック菓子でお腹を満たす機会が増えるほど、腸内細菌のエサ

※でんぷんは穀類全般（米、小麦、トウモロコシ）、豆類、イモ類などの主成分を指します。

は減っていくことになるわけです。

とくに砂糖はすべて小腸から吸収されてしまいます。

ストレス解消に甘いものは欠かせないといいますが、自分のストレスが満たされても、お腹の菌たちはストレスだらけです。腐敗を起こす悪玉菌が暴れはじめ、お通じの調子は悪くなっていくでしょう。

腸内環境が乱れるとは、そういうことです。

菌たちの存在が少しでも意識できたら、「ずいぶんとエゴイスティックな食べ方をしてきたんだな」と感じるはず。糖が悪者にされがちですが、分かち合いの精神を忘れたところに問題があるのです。

「小麦粉＋砂糖の摂りすぎ」を疑ってみる

腸内細菌のエサが不足すると、体にどんな変化が起こるのか？

腸内細菌研究のパイオニアである光岡知足《みつおかともたり》さんは、無数の菌のなかでも乳酸菌の働きに注目しました。

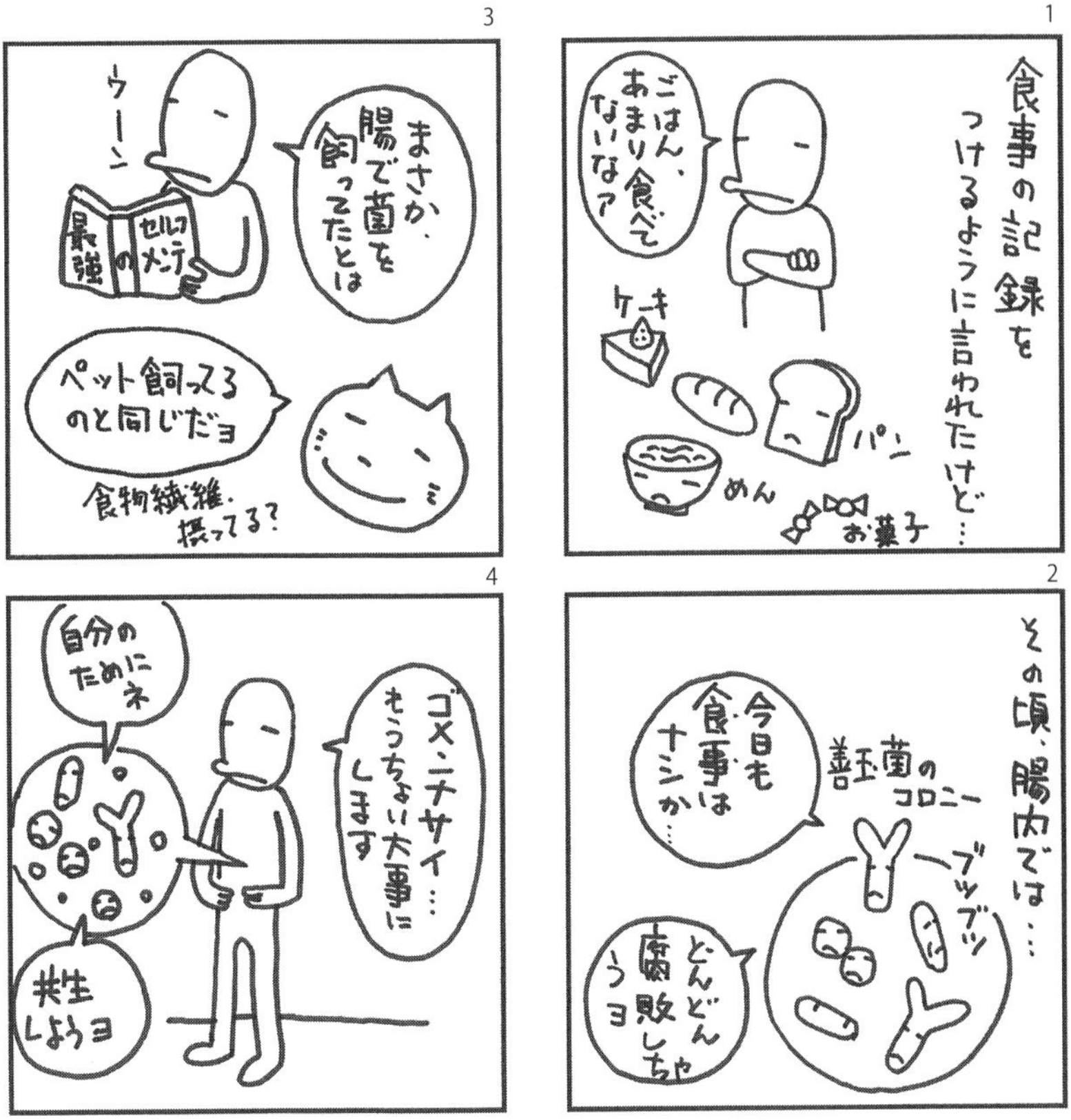
1
食事の記録をつけるように言われたけど…
ごはん、あまり食べてないなァ
ケーキ
パン
めん
お菓子
2
その頃、腸内では…
善玉菌のコロニー
今日も食事はナシか…
ブップッ
どんどん腐敗しちゃうヨ
3
ウーン
最強のセルフメンテ
まさか、腸で菌を飼ってたとは
ペット飼ってるのと同じだヨ
食物繊維、摂ってる？
4
ゴメンナサイ…もうちょい大事にします
自分のためにネ
共生しようヨ

腸内で糖をエサにしているのは主に乳酸菌の仲間で、その名の通り、糖を分解する際に乳酸を分泌する働きがあります※。

こうした菌の分解作用は「発酵」と呼ばれています。発酵は体にいいイメージがありますが、それは「酸の働きで腸内が適度に殺菌され、腐敗を起こす菌の繁殖を抑えてくれる」から。

発酵も腐敗も菌が起こしている点でおなじ現象ですが、腸の健康を保つために大事なのはもちろん発酵のほうでしょう。

要するに、自分だけで美味しいものを独占していると腸内の共生バランスが崩れ、発酵から腐敗へと傾いてしまうのです。

セカンドステップとして、「小麦粉と砂糖を使った食べ物を普段どれくらい口にしているか」を調べてみてください。

食事に関しては、パンのほかにパスタ、うどんなどの麺類、粉ものと呼ばれるお好み焼きやピザもカウントされますね。

もちろん、お菓子やケーキのたぐいは、ほとんどが該当しているでしょう。

※乳酸菌は、菌の性質や形状によって、ビフィズス菌、乳酸桿菌、乳酸球菌に分けられます。

　また、無視できないのが清涼飲料水、スポーツ飲料などです。

　飲み物に限らず、原材料に「果糖ブドウ糖液糖」「異性化糖」といった表示がある加工食品もここに含まれます。

　どれもシロップ状にした砂糖がたっぷりと含まれています。

　こうして見ていくと、私たちが「美味しい」と感じるものの多くが小麦粉や砂糖からできていることがわかるはず。美味しいからつい口にしてしまうわけですが、その量が多ければ多いほど、分かち合いの精神が失われます。エゴが増していき、そのしっぺ返しを食らうことになるのです。

食べ物を悪者にせず、あくまでも「体に聞く」

　誤解されないように補足しておくと、「パンを食べることが体に悪い」と言っているわけではありません。

　パンの質も一つ一つ違いますし、体質に個人差はありますから、ここではあくまでも体の仕組みとして理解してください。

大事なのは「結果から判断する」ことだと言いました。

パンをやめてみましょうというと、それだけでパンが悪者のように思われます。小麦粉のグルテンが問題だと言っても、同じようにグルテンが槍玉に挙げられ、まるで毒のように見なされるでしょう。

「体がどう感じているか」がここでのテーマです。

お通じが毎日スムーズであるのなら、さしあたって、いまの食事が体に合っていると判断してもいいかもしれません。

ストレスケアがある程度できていると考えてもいいでしょう。

逆にそうでないならば、「砂糖や小麦の摂りすぎ」をまず疑ってみる。お通じがなかったり、便が固かったりした時は、パンよりごはんを選び、お菓子も控えると、それだけでお通じが改善されるやすくなります。

「粉ものを減らすとお通じがよくなる」「便が出ている時は気分もいい」といったことが体感できるようになると、食事の内容が賢くコントロールでき、体調管理がスムーズになっていきます。

「甘いもの中毒」がメンタルを不安定にさせる

セルフメンテナンスで意識したいのは、食べ物の影響の大きさです。あまり自覚していない人も多いですが、私たちは食べたものによって体をつくり、心を養っているのです。「食べたものの内容が生き方を左右する」といっても過言ではありません。

何を食べるかによって心と体が変化し、それが仕事や人間関係、自分自身の生き方に影響を及ぼしていくのです。

とくに砂糖の場合、菌との関係にとどまらず、その甘みが「腸と脳をダイレクトに刺激する」ことに問題があります。

まず、腸への刺激について考えてみましょう。

小麦粉や砂糖を摂ると糖が小腸から一気に取り込まれるため、血糖値が急上昇し、糖尿病などの引き金になります。

甘いものを食べると元気になるのは血糖値が上がるからですが、一気に上がった血糖値は一気に下がり、元気が失われてしまうため、カンフル剤としてまた甘いものが欲しくなります。

一日のうちでテンションが上がったり下がったり……それでもつい口にしていると甘いものが手放せなくなり、依存性が増していきます。

こうした甘いものの依存を助長するのが、脳の働きです。

舌でキャッチされた甘みは、腸に届く前にじつは脳に伝わっています。脳には過去の記憶がストックされているため、刺激が強いものほど快楽度が増し、もっと欲しくなるように反応しはじめます。

これは、脳の働きというより誤作動と言っていいかもしれません。

実際、脳の欲求が刺激されると、満腹でもつい甘いものに手が出てしまいますよね？　体が欲していないものを口にするわけですから、消化吸収を担当している腸はその処理につねに悩まされます。

脳の欲望が増大するにつれ、腸の負担はどんどんと増していくのです。

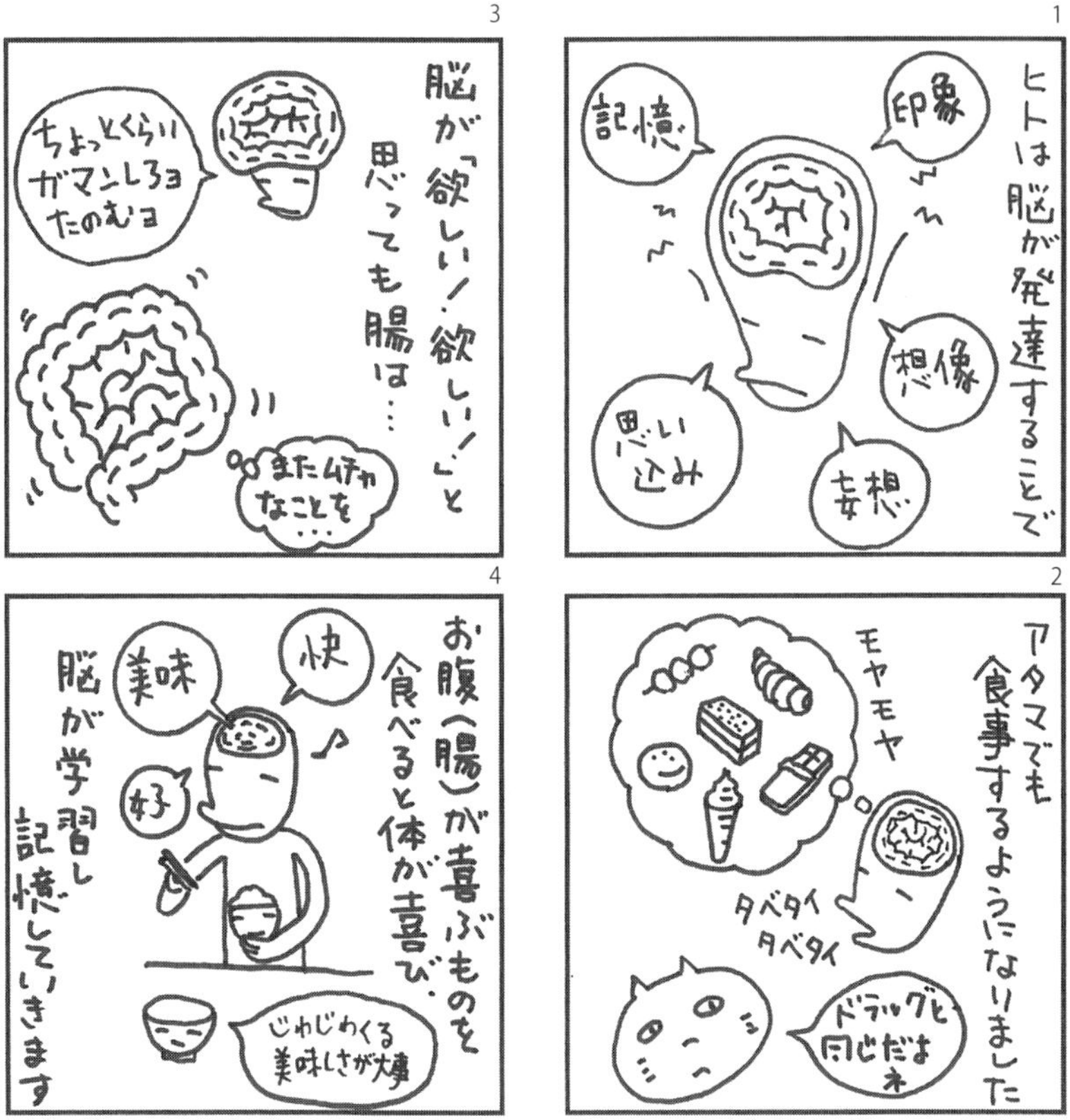
1
ヒトは脳が発達することで
印象
記憶
想像
思い込み
妄想
2
アタマでも食事するようになりました
モヤモヤ
タベタイ タベタイ
ドラッグと同じだよネ
3
脳が「欲しい！欲しい！」と思っても腸は…
ちょっとくらいガマンしろヨ たのむヨ
またムチャなことを…
4
お腹（腸）が喜ぶものを食べると体が喜び、
脳が学習し記憶していきます
快
美味
好
じわじわくる美味しさが大事

こうして見ていくと、食事には「脳の食事」と「腸の食事」の2種類があることがわかるでしょう。

脳の食事……すぐに消化され、一気に元気になれる。
腸の食事……ゆっくり消化され、じわじわ元気になる。

脳の食事は砂糖や小麦粉と使ったパンや菓子類、腸の食事は食物繊維やオリゴ糖を含んだ野菜や果物、海藻など使った献立、具体的にはごはんと味噌汁を中心にした和食を思い浮かべるといいでしょう。

どちらも糖が中心である点は同じですが、脳の食事は「すぐに消化され、一気に元気になれる」のが特徴。すぐ元気になれる＝刺激的であるため、脳が過剰反応して常習性を生むことになります。

これに対して、「腸の食事」はゆっくり消化されるため脳はあまり刺激されません。血糖値が一気に上がることもなく、消化の過程でじわじわと体が元気になるため、心地よさには持続性があります。

この心地よさを支えてくれるのがエサを共有する腸内細菌だと考えれば、ここまでの話とつながってくるでしょう。

「脳の食事」より「腸の食事」を優先しよう

「腸の食事」の「脳の食事」、それぞれの違いがイメージできましたか？

本来、日常は腸の食事が当たり前で、一気にテンションが上がる脳の食事にありつく機会はあまり多くありませんでした。

その意味では、ごちそうにあたるものだったのでしょう。

日本でもかつては腸の食事が当たり前でしたが、戦後の経済成長とともに脳の食事＝ごちそうの割合がどんどんと増えていきました。

ジャンクフードやインスタント食品も、もちろんごちそうに入ります。パンやお菓子もごちそうです。どれも手頃な金額で手に入ることもあり、「食事のほとんどがごちそう」という人も多いのでは？

コンディションを考えた場合、腸の食事（日常食）と脳の食事（ごちそう）の割合は8対2くらいが自然と言えます。でも、いまはそれが完全に逆転してしまっているのが現実でしょう。

ごちそうに共通しているのが、糖を精製するというプロセスです。

ごちそうが増えれば増えるほど、共生している菌たちのエサは減り、腸のコンディショニングは難しくなります。一時の快楽のために腸内環境が崩れ、メンタルも不安定になっていきます。

脳が心地よいと感じていても、体（腸）は泣いていることが多いのです。

「腸を元気にする」の5つのポイント

ここまでの話をふまえ、腸を元気にする食べ方について考えていきましょう。心がけてほしいのは次の5つのポイントです。

ポイント1　間食をいったんやめてみる。

体調を整えたいと思ったら、まずは間食をやめてみましょう。

朝・昼・晩の3食は何を食べても構いません。食事のあい間にお菓子やチョコレートなどを口にするのを控えてみるのです。

栄養学者の近藤和雄さんの研究グループが行った実験では、「間食をやめ、3食をきちんと摂る生活を3週間続けただけで、体脂肪、体重、内臓脂肪、ウエストの数値が軒並み改善された」といいます※。

厳しいカロリー制限をしなくても、3食のリズムをつくるだけで、体調は十分に改善されるのです。

いきなり3週間はキツイという人は、3日ごとに体調の変化を記録し、間食と体調の関わりをチェックしてください。

間食を摂りすぎた時の体調はどうか？　お通じの状態は？　少しずつ関係性がつかめてくると無茶な食べ方はしなくなります。

ポイント2・パンを減らしてごはんを増やす。

1と並行して、主食をパンからごはんに切り替えてみましょう。

パン以外にも、ピザやお好み焼きなどの粉もの、ラーメン、パスタ、うどんなど

※近藤和雄『人のアブラはなぜ嫌われるのか』（技術評論社）第5章「食生活で脂質をどのくらい取り入れるべきか」参照。

のめん類も極力減らしていきます。

ジャンクフードやインスタント食品も控えてみましょう。コンビニエンスストアで売っている菓子パン、調理パン、サンドイッチ、スーパーで売られているふわふわの食パンなども要注意です。

どうしても口にしたくなったら、菓子パンやお菓子をおにぎり、焼き芋、甘栗、バナナ、ナッツ、レーズンなどに変えてください。

同じ精製した穀類でも、粒のまま食べる米と粉にして食べる小麦では、腸の反応がまったく違ってきます。

傾向として、粉ものには常習性があり、便秘のリスクもあります。パンをやめただけでお通じが良くなったという人もいるほどです。

「体調が良くない時はごはん」というふうに考えてもいいでしょう。

ポイント3・ごはんと一緒に「味噌」「納豆」を補給する。

ごはんには、糖質のほかにタンパク質も豊富に含まれています。

タンパク質はアミノ酸に分解されて腸から取り込まれますが、そのなかには生存に不可欠な必須アミノ酸がいくつかあります。

味噌や納豆のような発酵した豆類をすすめるのは、ごはんに不足している必須アミノ酸が過不足なく補えるからです。

しかも、発酵させると消化しやすくなるため、大豆をゆでたり、プロテインにして摂るよりも吸収率は高くなります。和食の定番である「ごはん・味噌汁・納豆」は理想の組み合わせと言えるのです。

一週間のうち和食をどのくらい食べられているか？　これをコンディショニングのバロメーターにするということです。

肉や魚については、あまり神経質になる必要はありませんが、腸を整える段階では少し減らしたほうがいいでしょう。

ポイント4・ごはんに「雑穀」をプラスする。

雑穀をすすめるのは、精製した穀類から取り除かれてしまったビタミン、ミネラル、食物繊維などが補いやすいからです。

最近では、ヒエ、アワ、キビ、アマランサス、キヌア、蕎麦《そば》の実、大麦（押し麦、丸麦、もち麦）などさまざまな雑穀が手に入りますから、好きなものをいくつか選び、ごはんと一緒に炊く習慣をつけてください。

とりわけ大麦の仲間は、食物繊維の量が群を抜いています。

食物繊維は腸内細菌のエサになるため、お通じの状態を良くしたい人はごはんに大麦を多めに加えるといいでしょう。

からす麦を加工したオートミールも、食物繊維の補給源としておすすめです。水で数分ゆで、天然塩やオリーブオイルを加えるだけでヘルシーな朝食になるので、ぜひ毎朝の習慣にしてください。

菌たちのエサだと思って食べると、お腹をいたわる気持ちが生まれ、腸を意識する機会が増えるでしょう。

ポイント5・玄米を発芽させて食べる。

ここまで白米のごはんを前提にしてきましたが、精製している以上、ビタミン、ミネラル、食物繊維などはかなり失われています。

パンからごはんへの切り替えは体調管理の入口になりますが、精製していない玄

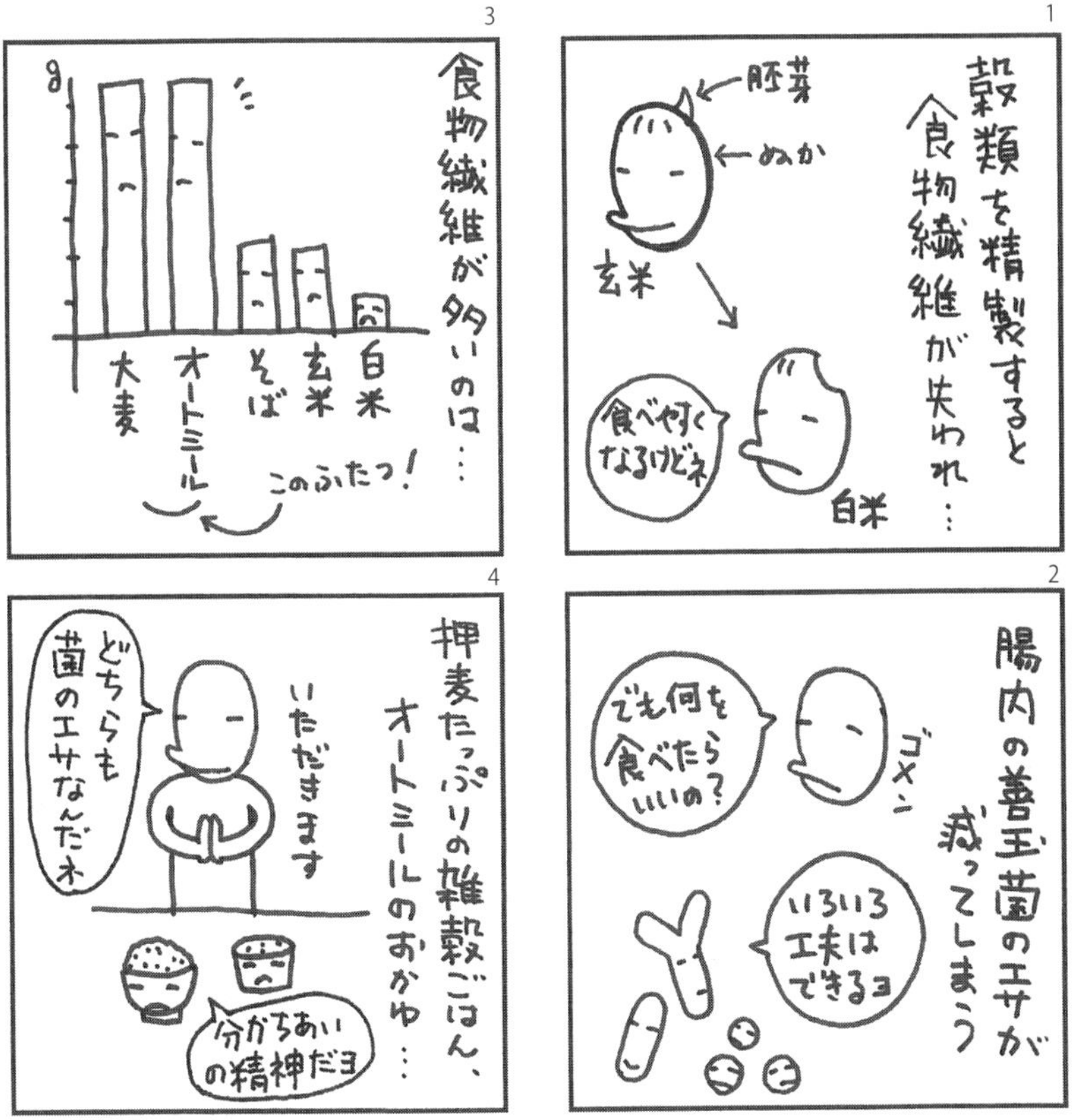
1
穀類を精製すると食物繊維が失われ…
胚芽
ぬか
玄米
食べやすくなるけどネ
白米
2
腸内の善玉菌のエサが減ってしまう
でも何を食べたらいいの？
ゴメン
いろいろ工夫はできるヨ
3
食物繊維が多いのは…
g
大麦
オートミール
そば
玄米
白米
このふたつ！
4
押麦たっぷりの雑穀ごはん、オートミールのおかゆ…
いただきます
どちらも菌のエサなんだネ
分かちあいの精神だヨ

米のほうが効率良く栄養補給ができます。家で食べるごはんは、できれば玄米に切り換えたほうがいいでしょう。

心がけてほしい点としては、玄米を一昼夜ほど水につけ、0・5ミリほど発芽させてから炊くようにすること。

発芽させることでフィチン酸などの毒素が除かれ、栄養価もアップします。

市販のヨーグルトメーカーを使うと温度調整が可能で、気温の上がらない冬場でもラクに発芽させられます。逆にうまく発芽しない場合、玄米の質がよくないことになるので、いい米を選ぶ際の目安にしてください。

「玄米は硬くてまずい」とイメージしている人がいると思いますが、家庭用の炊飯器でも十分美味しく炊けます。圧力釜などを用いなくてもふっくら炊け、白濁しないので研ぐ手間もかかりません。

玄米の味に慣れてきたら、白米のごはんは少々物足りなくなってきます。

玄米が苦手だという人は、ぬかや胚芽の一部を精製した「分づき米」に切り替えてみるといいでしょう※。

※3分づき、5分づき、7分づきとあり、精製が進むほど食感は白米に近づきます。

健康食品・サプリメントはまず「これ」を選ぼう

食事の改善というと、いきなり厳しい食事制限を始めたり、食材の質にこだわったりするイメージがあったかもしれません。

そうやってストイックに取り組むことも必要でしょうが、しっかり結果を出したい場合、まずは腸です。腸を元気にすることを優先しましょう。消化管の要にある腸が元気にならないかぎり、なかなか体調は変わりません。

「ごはん・味噌汁・納豆」の回数を増やし、腸内細菌との共生が進んでいけばお腹の調子は良くなり、体調の変化が感じやすくなりますが、忙しい日常のなかで思うように実行できない人もいるでしょう。

食事の改善があくまでベースになりますが、そうした人は整腸作用が期待できる健康食品やサプリメントを取り入れてください。

自分は大丈夫だと思っている人も、腸は予想以上に疲弊しています。食事が不規則になりがちな場合などは必須でしょう。

おすすめしたい健康食品やサプリメントは、次の３つに分けられます。

1　酵素（酵素ドリンク、酵素飲料）

酵素は、本来は科学の用語です。体内で化学反応の触媒となって働く物質のことを指していますが、健康食品の分野では昔から「果物、野菜、野草などを原料にした発酵食品」を指してきました。

一般的には、酵母菌などの働きで長期発酵させることで、植物に含まれる糖が腸と相性のいい状態に変化すると考えられています。分解されたオリゴ糖が腸内細菌のエサになる面もあるでしょう。

酵素ドリンク、酵素飲料などの名で様々な商品があるので、信頼できるものを取り入れてください。

2　乳酸菌サプリメント（乳酸菌生産物質）

ヨーグルトなどの乳酸菌を含んだ食品を摂取しても、腸内の乳酸菌が増えるとは限りません。いま明らかになっているのは、菌の体の成分が腸内の免疫機能を刺激し、健康レベルを高めるという点です。

前述した光岡知足さんが明らかにされていますが、「生きた菌でも死んだ菌でも効果は変わらない」ため、ヨーグルトのような食品よりもカプセルに濃縮させたサプリメントのほうがはるかに多い菌が摂取できます。

乳酸菌の数が多いほうが免疫活性の割合が増えるので、「生きて届く」ことよりも「配合されている菌の数」を基準にしましょう。

インターネットで「乳酸菌生産物質」「バイオジェニックス」などのキーワードを検索すると関連する製品がチェックできます。

3　食物繊維・オリゴ糖

どちらも野菜、果物、海藻などに含まれますが、お通じの状態がなかなか改善されない人は、サプリメントの活用も検討するといいでしょう。

食物繊維のサプリメントについては、アロエ、オオバコ（サイリウム）のような水溶性食物繊維を原料にしたものがおすすめです。

オリゴ糖も消化されないまま大腸に届く糖の仲間で、摂取すると菌のエサになるため腸内環境が整いやすくなります。

スーパーなどで売られているシロップ状の製品は他の糖分が混ざっていて、オリゴ糖の含有率は高くありません。整腸効果を期待する場合、オリゴ糖が100パーセントに近い製品を選ぶようにしてください。

基本的に、酵素ドリンクを摂ると便の量がとにかく増えます。これに対して、乳酸菌のサプリメントは形のいい便がスルッと出てきます。

お通じが良くなる点は変わりませんが、しっかりデトックスしたい場合、酵素をベースにしつつ乳酸菌を補助的に使うのがいいかもしれません。便秘がひどい人は、食物繊維やオリゴ糖をさらに加えてください。

食事の内容、ストレスの度合いによって腸の働きは変わってきますし、一人ひとり、体質や好みの違いもあるでしょう。いろいろと試しながら、自分に合った組み合わせを見つけることをおすすめします。

免疫寛容は「心の寛容さ」とつながっている

ここまで腸を元気にする食事について紹介してきましたが、ただ真面目にやってもうまくいくとは限りません。

うまくいく人といかない人の差はどこにあるのか？　そのヒントは、じつは免疫の働きに隠されています。

ピンと来ない人もいると思うので、解説していきましょう。

一般的には、「腸内環境を改善すると免疫力が高まる」と言われていますが、免疫力はあまり高すぎても問題が出てきます。免疫が過剰に働きすぎるとアレルギーなどの原因にもなるからです。

高すぎず、かといって低すぎず……大事なのはバランスです。

免疫は「病気を免れるための体のしくみ」を意味し、血液やリンパ液をめぐっている白血球の仲間が担当しています。とりわけ食べ物と一緒に様々な異物が入り込んでくる腸にはたくさんの白血球が集まっていますが、異物（菌）をただ一方的に排除するわけではありません。

事実、腸には様々な種類の菌が棲みついています。腸内細菌は白血球に攻撃されず、人が生きている間ずっと住み着いて、増殖し続けます。腐敗を起こす菌であっても共生でき、なかには家主（宿主）である人の健康に貢献する菌すらいるわけです。


こうした異物を一方的に排除するわけでも、完全に受け入れるわけでもない、腸のファジーな仕組みは「免疫寛容」と呼ばれています。

この言葉通り、腸はとても寛容にできているのです。必要なものと不要なもの、体にいいものと悪いものの白黒をハッキリつけない、免疫の微妙なバランスのなかで腸の健康は保たれています。

本来は異物ではない食べ物のカスやほこりなどにも免疫が過剰反応してしまうため、アレルギーなどのリスクも生まれるわけですが、そうしたファジーな環境だからこそ腸内細菌が共生できています。

体に必要なものと不要なものを杓子定規に選り分けていたら、そもそも生命活動

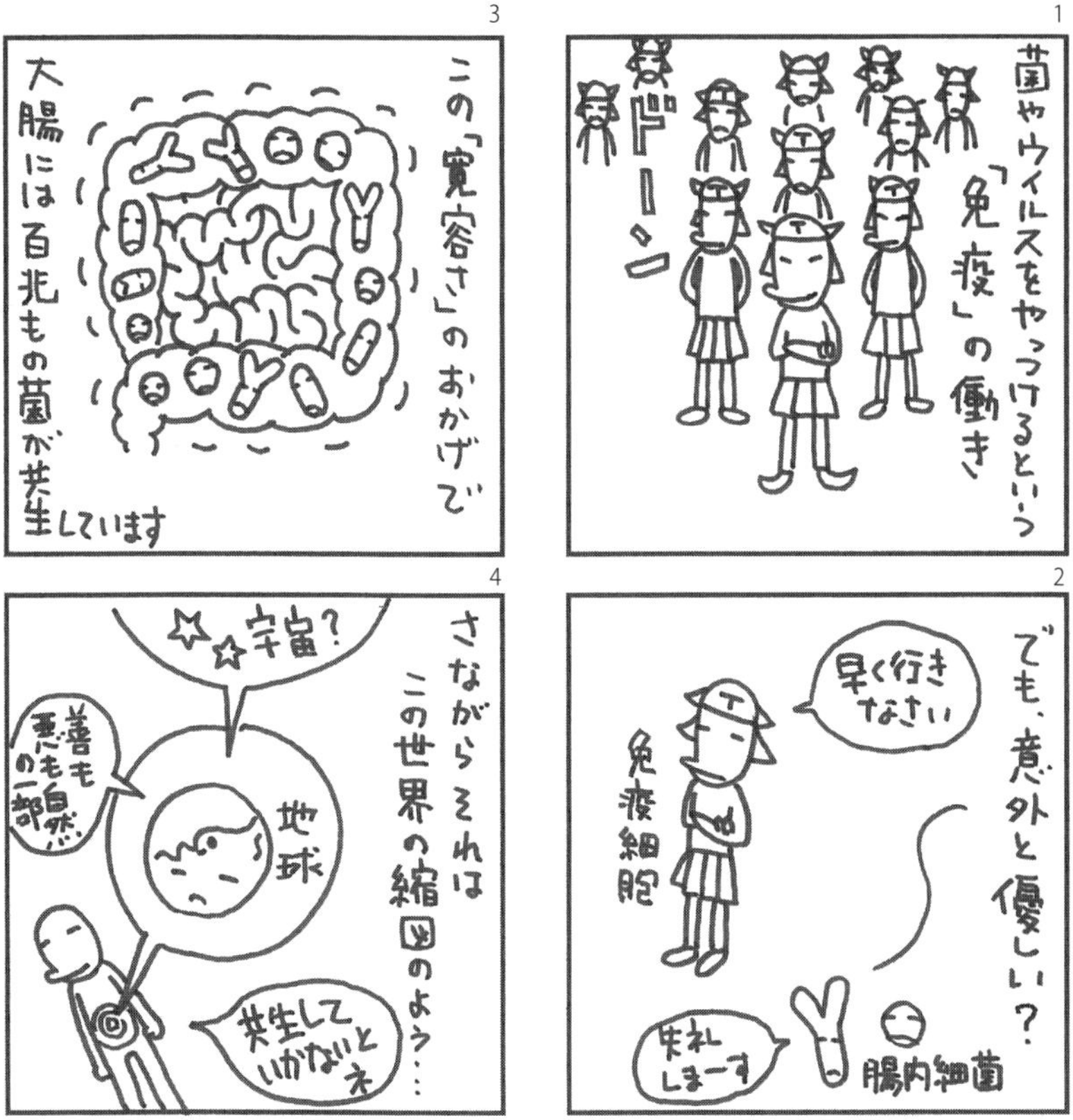
1
菌やウイルスをやっつけるという「免疫」の働き
ドーン
2
でも、意外と優しい?
早く行きなさい
免疫細胞
失礼しまーす
腸内細菌
3
この「寛容さ」のおかげで
大腸には百兆もの菌が共生しています
4
さながらそれはこの世界の縮図のよう…
宇宙?
地球
善も悪も自然の一部
共生していかないとネ

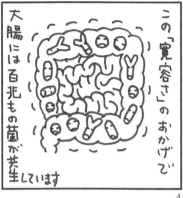

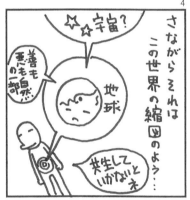

は成り立ちません。

私たちの脳は理屈に合わないことに違和感をおぼえますが、体は違和感だらけ、矛盾に満ちているのが普通なのです。

「体にいい・悪い」の答えを求めすぎない

前置きが少し長くなってしまいましたが、セルフメンテナンスで大事なのも、じつはこのファジーな感覚です。

あまり真面目すぎたり、融通が利かなかったりすると寛容性が失われ、腸はストレスを感じるようになります。

免疫寛容は心の寛容さとつながっているのです。

「この方法が正しい」「あの方法は間違っている」とあまり理詰めで考えず、「おおよそこうだろう」という感覚をつかむことを意識しましょう。

食事の見直しはとても大切ですが、食べ物をただ変えるだけでコンディションが整うわけでもありません。

大事なのは、矛盾を受け入れる優しさです。気持ちの変化を意識することも、セルフメンテナンスのポイントになります。

実際、腸のコンディショニングを整えていくと、お腹の調子が良くなり、徐々に感情が安定していきます。

目安としては、まず次のような体の変化が見られるでしょう。

・一日一回の快便が当たり前になってくる。
・朝起きた時に体が軽く、すぐに起きられる。
・疲れにくくなり、風邪をひくことも減ってくる。

こうした変化と並行して気持ちに余裕が生まれ、あまり神経質ではなくなっていくわけですが、心と体はつながっています。体が調子良くなってきたら、少しずつ優しくなることも心がけましょう。

日常のなかであまりカリカリしたり、声を荒げたりせず、人の話をじっくり聞いたり、ゆっくり考える間をつくってください。その影響は腸にも伝わり、お腹の調子がより整いやすくなっていきます。

「自分には無理だ」と思う人もいるかもしれませんが、体の調子が良くなってくると、フッと気持ちの変化を感じる機会が増えてきます。これまで難しかったことでも案外とラクにできるようになっているかもしれません。

戦闘モードでないと仕事ができないと思ってきた人も、怖がらずに少しずつ体のこわばりをほどいていってください。

腸が元気になってくると、心の緊張をゆるめたほうが能力が発揮しやすくなることが徐々に実感できるようになっていきます。

ポジティブ思考を心がけてきた人も、まず腸のメンテナンスから。

体の変化という「目に見えるもの」にフォーカスしていけば、心がけなくても自然とポジティブになっていくでしょう。

第2章　ファスティングで五感を取り戻す

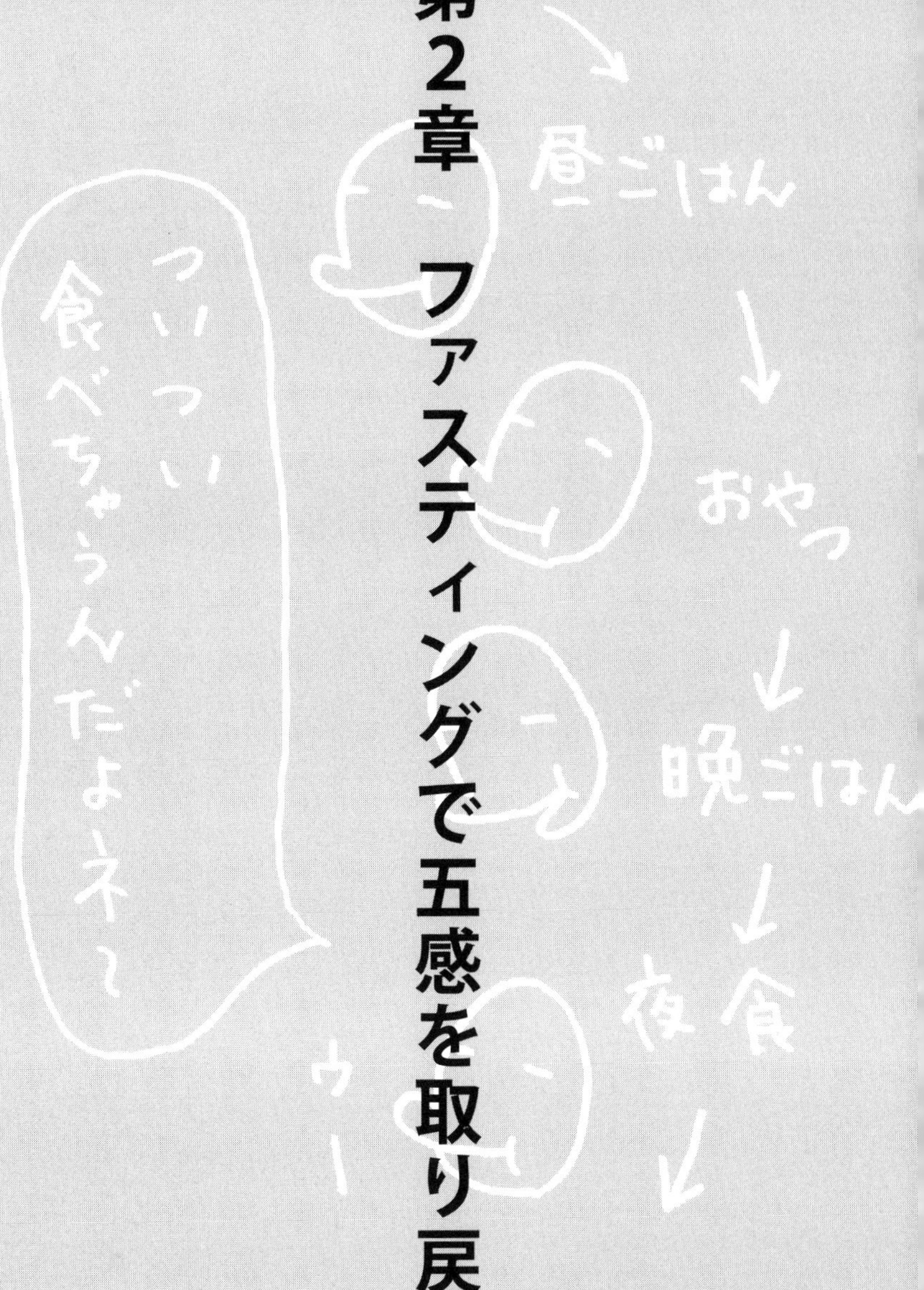

腸が動くことで「快・不快」が生まれる

前章で腸と心のつながりについて触れてきました。

不思議に思う人もいるかもしれませんが、「心（感情）のルーツは腸にある」といっても過言ではありません。

まず、生物の進化の歴史をたどってみましょう。

始まりは、いまから5億年ほど前のことです。

ヒトの祖先にあたる脊椎動物が生まれた時、まだ脳はなく、口から肛門へと続く一本の消化管、つまり腸しかありませんでした。

ヒトの祖先は、まず腸から進化したのです。食べて排泄する、そこに生きることの原点があったと言ってもいいでしょう。

もちろん、腸を動かすには神経も必要になります。

口から肛門へ伸びる腸に沿うように、いまの脊髄にあたる一本の神経が伸び、たとえばお腹が空くと腸がうずき、その情報が神経を介して体に伝わり、エサを探すという動きにつながります。

免疫学者の西原克成《にしはらかつなり》さんは、この原初の動きをふまえ、「感じて動くことが感動の始まりである」と言いました※。

こうした古い時代から、すでに感情が存在していたわけです。それは人の心のような複雑なものではありませんが、

・お腹が空く（飢える）↓　不快
・お腹が満たされる　↓　快

といった具合にセットされていました。さらに言えば、お腹にたまったものが排泄されることも快（心地よさ）の一つです。消化できないものを食べ、排泄できない状態は逆に不快だったでしょう。

消化も排泄も、どちらも腸が動くことによって起こります。

つまり、腸が動くから快、動かないと不快……腸の動きと感情は生きることの根っこのところでつながっていたのです。

※西原克成『内臓が生みだす心』（日本放送出版協会　2002年）を参照。

「しっかり出す」ことで感情は癒される

そんな古い時代の生き物の話が、いまの生活にどう関係しているのか？　疑問に思った人もいるかもしれません。

ただ、たとえ体が進化し、心の仕組みが複雑になっていったとしても、生き物としてのベースは変わりません。食べたものが滞りなく消化され、排泄される……それがコンディションの整った「心地よい状態」であり、感情（心）のベースにあるということです。

それは、食べ物だけにかぎりません。

思いもまた体のなかから湧いてきて、それが相手にうまく伝わったり、発散できたりすることで心地よさが得られます。

もちろん、思い通りにいかないこともあるでしょう。

東洋医学では、うまく出せなかったネガティブな感情が五臓六腑（内臓の各臓器）に蓄積されていくと考えています。

その五臓六腑の母体にあたるのが腸です。

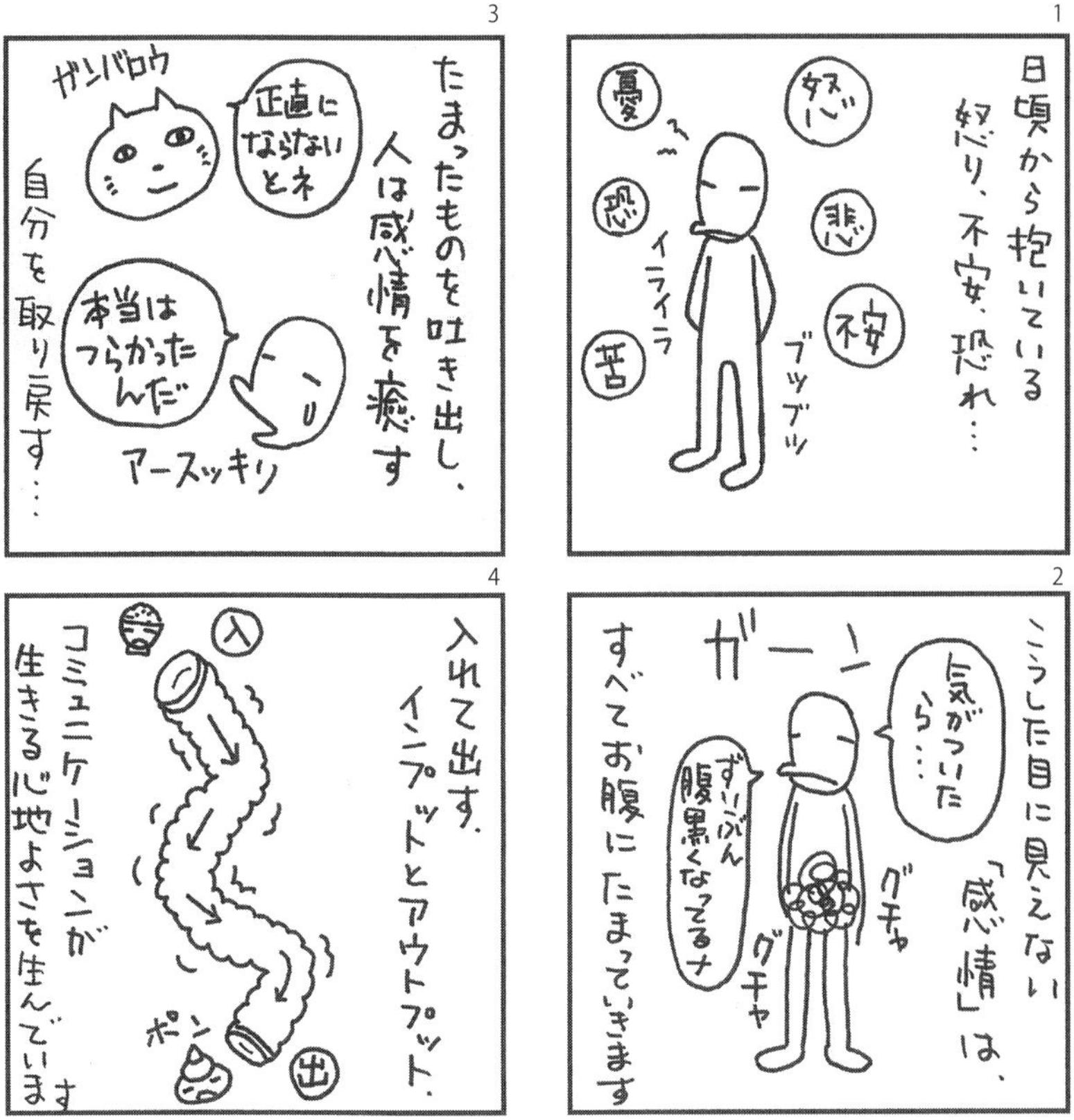
1
日頃から抱いている怒り、不安、恐れ…
怒
悲
不安
憂
恐
苦
イライラ
ブツブツ
2
こうした目に見えない「感情」は、
気がついたら…
ガーン
ずいぶん腹黒くなってるナ
グチャ
グチャ
すべてお腹にたまっていきます
3
たまったものを吐き出し、人は感情を癒す
正直にならないとネ
ガンバロウ
本当はつらかったんだ
アースッキリ
自分を取り戻す…
4
入れて出す。インプットとアウトプット。
入
出
ポン
コミュニケーションが生きる心地よさを生んでいます

実際、不安やプレッシャーはまずお腹にくるでしょう。その結果、下痢になったり、便秘になったり……逆に、プレッシャーを乗り越え、言いたいことが言えていたらスッキリしますね。

このスッキリした経験を重ねていくと自信が生まれます。そう、メンタルが安定し、だんだんと腹が据《す》わっていくわけです。

いずれにしても、しっかり出さなくては始まりません。

言いたいことが言えない時、モヤモヤした不満がたまっている時、まずお腹にたまったものをデトックスしましょう。

不摂生な生活が続いていると、代謝が乱れ、本来排泄されるはずの老廃物や毒素が体に蓄積されていきます。

お通じも不安定になり、お腹（腸）に便がたまっていくかもしれません。

逆にたまったものを出し、体がスッキリしてくると、心も軽くなり、日常のコミュニケーションにも影響を与えます。

心と体のつながりを意識することで、食べること、排泄することの意味も大きく変わってくるのです。

「食べない時間」をつくることから始めよう

体にたまった老廃物、毒素、便をデトックスするには、定期的なファスティング（断食）がおすすめです。

「腸を元気にする食事」を実行し、お通じが改善されてきたら、次のステップとしてファスティングにトライしていきましょう。

日頃の体調不良を思い切って改善したい人、肥満の解消に少し体重を落としたい人などは、食事の改善に取り組みつつ、早い段階からファスティングにトライするといいでしょう。

といっても、いきなり長期の断食をすすめているわけではありません。

仕事、通勤時間、家庭環境など、一人一人の置かれた状況によっていろいろなバリエーションが考えられますが、「食べない時間をいかにつくるか？」がファーストステップだと考えてください。

たとえば、夜の7時に夕ごはん、翌朝の7時に朝ごはんを摂った場合、睡眠を挟んで12時間の断食を行ったことになりますね。

そう、食事時間を調整し、リズムよく食べるだけで、毎日「半日断食」を続けていくことができるわけです。

ファスティングのハードルがぐんと下がったと感じたかもしれませんが、現実には夕ごはんの時間が遅くなることも珍しくないでしょう。

その場合、いつも通りに朝ごはんを食べると断食時間は短くなります。そもそも、お腹が空かないことだって多いはず。

- **仕事が立て込んで夕ごはんが夜9時をまわってしまった。**
- **ストレスがたまって、つい食べ過ぎてしまった。**
- **友人とお酒を飲んだ後、締めにラーメンを食べた。**

そんな時は朝ごはんをとらず、午前中を「食べない時間」に充てるようにすると断食時間がキープできます。

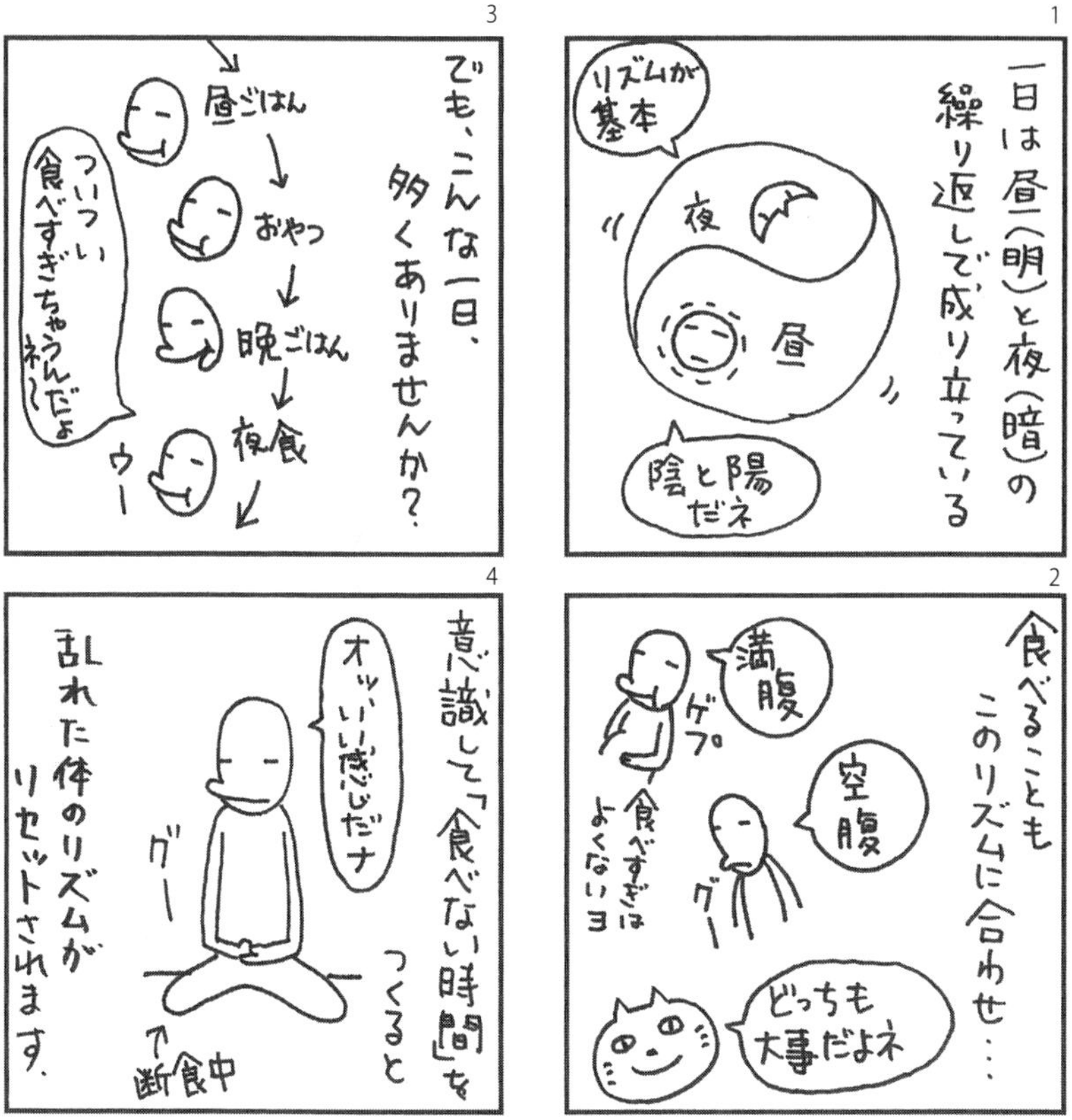
1
一日は昼（明）と夜（暗）の繰り返しで成り立っている
リズムが基本
夜
昼
陰と陽だネ
2
食べることもこのリズムに合わせ…
満腹
ゲプ
食べすぎはよくないヨ
空腹
グー
どっちも大事だよネ
3
でも、こんな一日、多くありませんか？
昼ごはん
おやつ
晩ごはん
夜食
ウー
ついつい食べすぎちゃうんだよネ〜
4
意識して「食べない時間」をつくると
オッ、いい感じだナ
グー
断食中
乱れた体のリズムがリセットされます。

仮に夜の12時に食べてしまっても、翌日の昼の12時まで「食べない時間」をつくれば半日断食を行ったことになりますね。惰性で朝ごはんを食べてしまう人もいると思いますが、その習慣を見直し、「夜を挟んで12時間のファスティング」をまずは心がけましょう。

もちろん、水分補給はしっかりすること。

消化に負担のかからない果物を口にしたり、43ページで紹介した酵素ドリンクや乳酸菌のサプリメントを取り入れても構いません。むしろそうしたほうが、腸のデトックスは進みやすくなります。

体にたまった「ゴミ」をリセットする

「食べない時間」が意識できるようになったら、日々の体調をチェックしながら、少しずつ時間を増やしていきましょう。

たとえば、あまり遅くない時間に夕ごはんが食べられた時でも、「ちょっと体が重いな」と感じたら、翌日の朝ごはんを食べず、そのまま昼の12時までファスティングを続けてみましょう。

晩ごはんが夜の8時台だったとしても、トータル16時間、一日の3分の2を「食べない時間」に充てられることになりますね。

もちろん、頑張りすぎは禁物なので、

ステップ1　間食をやめて、3食を規則正しく食べる（12時間断食）
ステップ2　朝ごはんをお休みにする（16時間断食）
ステップ3　晩ごはんと朝ごはんをお休みにする（24時間断食）

ステップ1をベースにしつつ、体調を見ながら、ステップ2＝16時間のファスティングを取り入れる日を増やしてみてください。

大事なのは、食べる・食べないのバランスをつねに意識することです。

ハードワークで不摂生が続いているような時はステップ2の頻度を増やして、まず入れるほうを意識して減らしましょう。

そして、慣れてきたら、時々ステップ3にもトライしてみてください。

まず晩ごはんを水分補給のみにとどめ、翌朝の調子が悪くなければ、朝ごはんもお休みにしてみます。

この場合も完全な絶食はせず、夜は具のない味噌汁、甘酒（無糖タイプ）、酵素ドリンクなどをゆっくり摂ることをおすすめします。朝も同様のメニューにするか、季節の果物を摂るといいでしょう。

できれば週に一回、状況を見ながら24時間のファスティングを取り入れていくと体調管理がラクになります。

あなたの腸はクタクタに疲れ切っている

ファスティングをダイエット（減量）目的で実践する人もいますが、この本で大事にしているのは、あくまでも腸のデトックスです。

結果として体重や体脂肪が減ったり、お腹まわりがスッキリすることはありますが、それ以上に大事なのが腸の健康なのです。

腸の健康になぜデトックスが必要なのか？　それは、現代人の腸がクタクタに疲

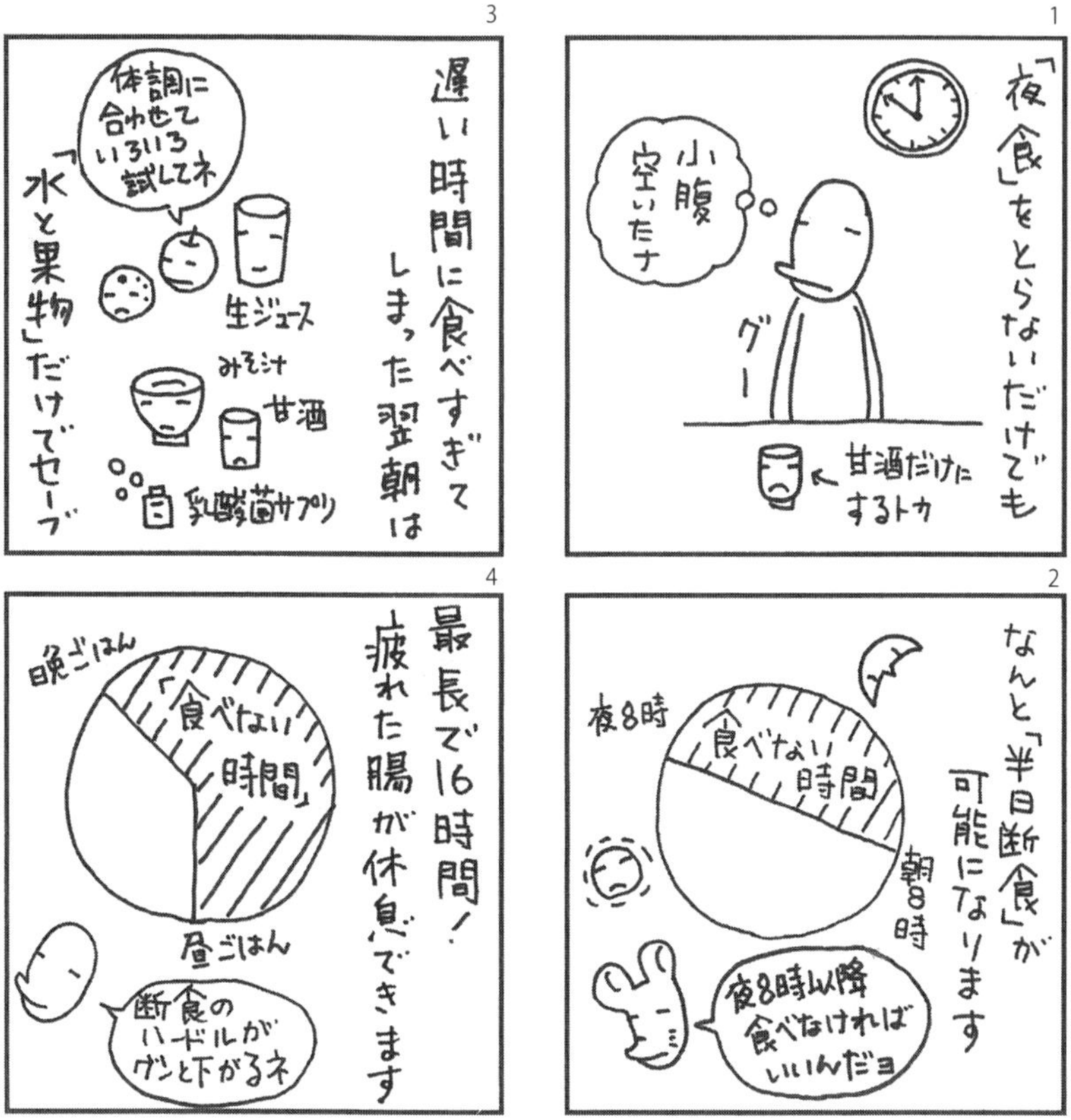
1
「夜食」をとらないだけでも
小腹空いたナ
グー
甘酒だけにするトカ
2
なんと「半日断食」が可能になります
夜8時
「食べない時間」
朝8時
夜8時以降食べなければいいんだヨ
3
遅い時間に食べすぎてしまった翌朝は
「水と果物」だけでセーフ
体調に合わせていろいろ試してネ
生ジュース
みそ汁
甘酒
乳酸菌サプリ
4
最長で16時間!
疲れた腸が休息できます
晩ごはん
「食べない時間」
昼ごはん
断食のハードルがグンと下がるネ

れ切ってしまっているから。

冒頭でも触れたように、過去の時代、人類の多くは飢餓に苦しむ体験をしてきましたが、現代はまた違った過酷さに見舞われています。具体的には、次のような状況が重なり合っているでしょう。

・過食と飽食によって腸の負担が増している。

＋

・腸の負担が慢性疲労、体の器官の機能低下につながっている。

＋

・人工的な環境下で仕事や生活を強いられ、ストレス耐性が落ちている。

＋

・十分なストレスケアができず、腸の疲労に拍車がかかっている。

＋

・腸が機能低下することで、メンタルも著しく低下している。

腸は自律神経によって無意識にコントロールされているため、こうした過酷さはなかなか自覚できません。実際、真面目に頑張ってしまう人ほど腸に負担をかけ、体の声は聞き取りにくいところがあるでしょう。

たとえば、戦後の日本人で大腸ガンが急増していることをご存知でしょうか？その背景には、ストレスと食べすぎが絡まりあった、現代特有の「生きるつらさ」があるかもしれません。

それだけお腹（腸）に無理をかけ、つらいこと、いやなことを無意識に押し込めて生きているのです。

頑張りすぎてしまう人は、まず「たまったものを出す」ことをつねに意識していきましょう。感情を表に出すことが難しい人でも、食事を変えていくとお腹にたまったものは出していけます。

出してスッキリすることで、心も変化します。

腸のデトックスは、単に便や老廃物を排泄することにとどまらず、それまでの生き方を変えていくきっかけになるはずです。

「いい水を補給する」こともデトックスの一部

ここまで食べることにまつわる話をしてきましたが、腸のデトックスには、飲むことも深く関わってきます。

「いい水をしっかり摂る」ことは、たまった毒素や老廃物をすみやかに排出させていくデトックスの一部です。

まず、朝一番にコップ一杯の水をゆっくりと飲むことを習慣にしてください。

起きがけに飲んだ水が胃に届くと大腸の下部（直腸）が刺激される「胃─直腸反射」が起こり、それだけで排泄がうながされやすくなります。コンディションが良ければすぐにお通じがあるでしょう。

また、一日を通してこまめに水を摂ることも大切です。とりわけファスティング中は、多めの補給を心がけること。

ただ、飲む量については気をつけてください。

1日1〜1・5リットルくらいの摂取をすすめる人もいますが、体質によってはむくみの原因になります。大事なのは、量よりも質。「水分補給は水で行う」ことを、まず意識するといいでしょう。

実際、一日にどのくらい水を飲んでいますか？

糖分の入った清涼飲料水（炭酸飲料、スポーツドリンク、栄養ドリンクなど）、カフェインの入ったコーヒーやお茶はカウントせず、一日の水分摂取量を割り出してみてください。

なかには「ほとんど水を飲んでいない」という人もいるかもしれません。

だとすれば、とにかく「水を飲む機会を増やす」ことです。外出先でのどが乾いたら、ミネラルウォーターをチョイスしましょう。

のどが乾燥している状態は、ウイルスが増殖する温床にもなります。

冬の時期は風邪予防にもなりますので、水筒をつねに持ち歩き、口もとが乾くたびに補給することをおすすめします。

もちろん、夏場には熱中症対策にもなるでしょう。

暑い季節は冷蔵庫で冷やした水でも構いませんが、冷水は腸に負担をかけるので、水分補給は常温が基本です。

寒い季節は温めて白湯でいただくといいでしょう。

「質のいい水」が「元気な体」をつくる

水道水の代わりになる「体にいい水」を探すことも大事なポイントです。

自宅のキッチンに浄水器はつけていますか?

飲んでいる水の質を知りたいという人は、いつも飲んでいる水の残留塩素の濃度を測ってみることをおすすめします。

インターネットなどで粉末状の試薬が手に入るので、コップの水に入れて調べると、塩素濃度が濃いほど水が赤く染まります※。

おそらく、都心の水道水であればほとんどがそうなるはず。

手軽にチェックできるのは塩素濃度くらいですが、もちろん、これ以外にも様々な不純物が混じっているかもしれません。

デトックス目的でしっかり水分補給しようという以上、水道水をそのまま利用す

※インターネットで「残留塩素」「測定」「試薬」などで検索すると関連商品が出てきます。

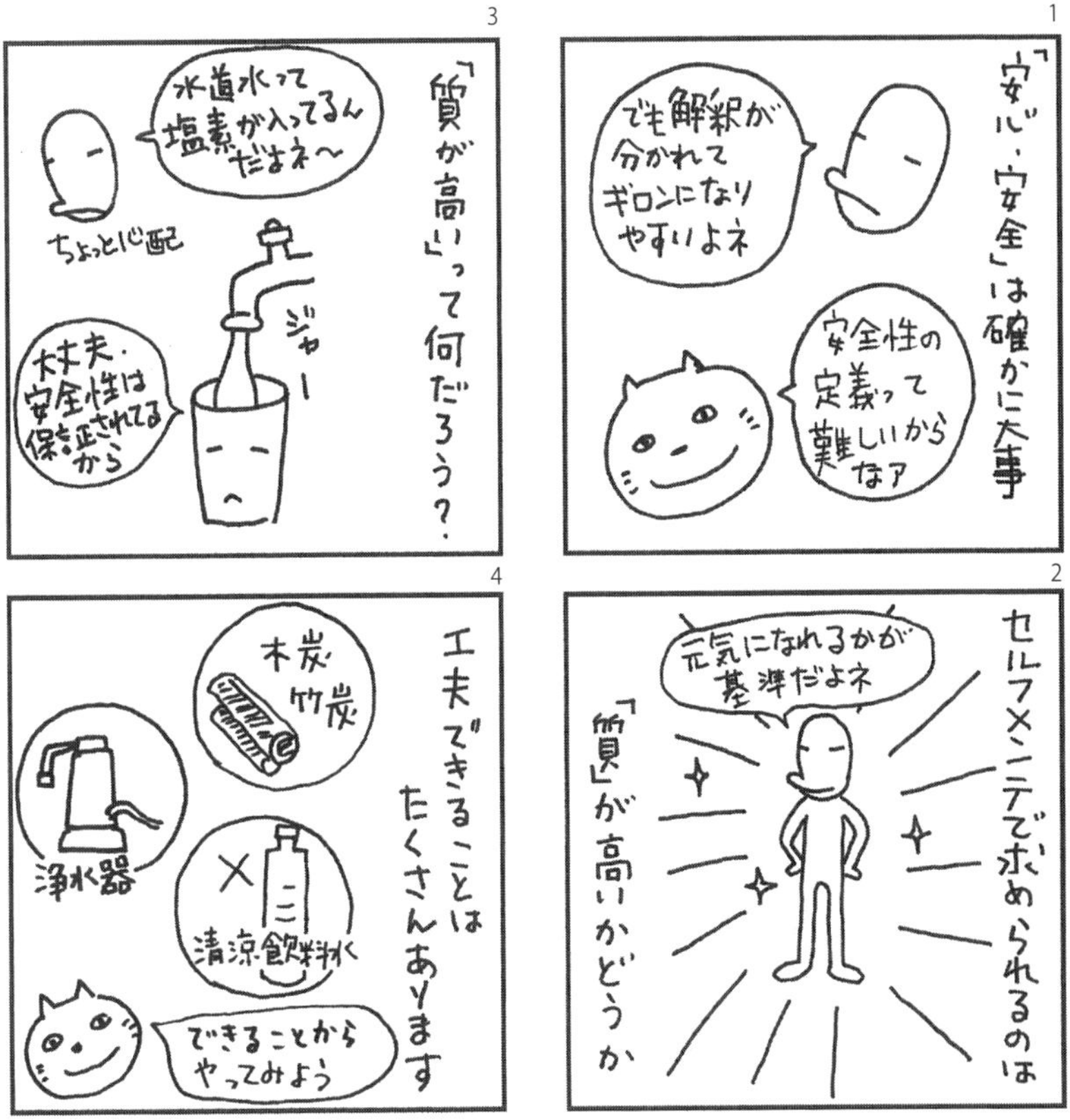
1
「安心・安全」は確かに大事
でも解釈が分かれてギロンになりやすいよネ
安全性の定義って難しいからなア
2
セルフメンテで求められるのは「質」が高いかどうか
元気になれるかが基準だよネ
3
「質が高い」って何だろう？
水道水って塩素が入ってるんだよネ〜
ちょっと心配
ジャー
大丈夫・安全性は保証されてるから
4
工夫できることはたくさんあります
木炭 竹炭
浄水器
清涼飲料水
できることからやってみよう

るのはリスクがあります。

水道水が安全でないと言っているわけではありません。ここでは元気になることを目的にしているので、質にこだわることが必要なのです。

浄水器を使っていないという人は、まず取り付けを検討しましょう。その際の目安となるのは、不純物をどの程度取り除けるか？　しっかりデータのあるものを選び、メンテナンスも怠らないこと。

すぐに取り付けられない時は、飲用水に木炭や竹炭を入れるだけでも不純物は取り除きやすくなります。前述の試薬でチェックすればどのくらい改善されたかわかるので、こちらを基準にするといいでしょう。

「一日2～3回のお通じ」が当たり前の理由

ファスティングによって体のリズムが整い、腸が動き出すと、様々な形で体の変化が現れるようになります。

お通じがスムーズになることはすでにお伝えしましたが、

- ・コロコロの固い便が減り、バナナ状の便が増えてくる。
- ・いやな臭いがあまりしなくなる。
- ・一日2～3回のお通じも珍しくなくなる。

具体的には、こうした状態に便が変わりやすくなります。

食事を見直すだけでも改善されますが、ファスティングを取り入れると変化がさらに後押しされるでしょう。

「本当にそんなに変わるのかな？」と思った人もいるかもしれませんが、体にとってはむしろそれが普通です。

朝目が覚めるとすぐに便意があり、出すことから一日が始まるようになったら、スッキリした一日が過ごせると思いませんか？

たとえば、日常のコミュニケーションでも、「おはよう」と挨拶すれば「おはよう」

と返ってくるのが自然ですよね。

でも、不愉快なことがあったらつい無視してしまうかもしれません。

こうしたことが積み重なれば、コミュニケーション自体がだんだんと滞り、そのうち部屋に引きこもって心を閉ざしてしまう人もいるでしょう。もちろん、そうなると体の調子だっておかしくなります。

そう、「たまったまま」というのは自然ではないのです。

体の中のことであれ、外のことであれ、「入ってきたらためこまずに出す」ことが生きるということの基本。

体調は日々変化しますから、つねにスムーズにいくとは限りませんが、条件を整えれば入れたものは自然と出ていきます。

呼吸だって、出して入れることで成り立っています。

ちゃんと出ていることが自然だとわかれば、それがコンディションをはかる大事なバロメーターになっていくでしょう。

味覚が変わり、においに敏感になる

ファスティングを続けていくと、五感（味覚・嗅覚・聴覚・視覚・触覚）のうち、味覚と嗅覚も変化していきます。

もしかしたら、最初の変化は味覚に現れるかもしれません。

たとえば、ラーメンの味が濃いと感じたり、ポテトチップスの味にすぐ飽きてしまったり……食事にあまり刺激を求めなくなるでしょう。

ふわふわの柔らかいパンよりも、歯ごたえのある固いパンのほうが好みに合うようになるのも、この過程のことです。同様に、白米のごはんが物足りなくなり、玄米のごはんを自然に求めるようになるかもしれません。

また、味覚とともに嗅覚も敏感になっていきます。

最初に感じられるのは肉の臭いでしょう。といっても、肉そのものが体に良くないわけではなく、問題はその質です。

安い肉がすべてダメとは言えませんが、食べて臭いが気になる場合、翌日の便はほぼ間違いなく悪臭を放ちます。

たとえば、チェーン・レストランのハンバーグなどは、あまり質のいい肉を使っていないことも多く、平気で食べていると便の臭いはなかなか改善されません。牛丼やハンバーガーも同様でしょう。腸のコンディションが整ってくるまでは、お休みにしてもいいかもしれません。

お金をかけなくても、上手に品質管理している街の肉屋さんもあります。

食べてみればおのずと違いはわかるので、結果で判断しながら腸と相性がいいものを探していくことをおすすめします。

心がけていけば舌が磨かれ、嗜好が変わっていくでしょう。

なお、ファスティングを続けていくと、「食べないほうがかえって元気でいられる」と感じることも増えてきます。

栄養学では一日の摂取カロリーの目安が定められているため、食べない＝栄養不足ととらえられがちですが、食べない時間が続くと細胞内の合成されそこなったタンパク質が再利用されることもわかっています。

細胞にたまったゴミ（タンパク質の不良品）が原料（アミノ酸）にリサイクルされ、再び体の材料に使われるわけです※。その過程で細胞もクリーニングされるため、食べないことが元気につながるのでしょう。

もちろん、いつかはゴミもなくなってしまうため、あまり長期間のファスティングはリスクを伴います。

まして、まったくの絶食をすすめているわけではありません。

「脳疲労」から解放させる心地よい食べ方

ファスティングにはどこかストイックなイメージがありますが、ここまでの内容はそこまで厳しいものではなかったのでは？

実際、食事の内容などをいろいろと工夫していく必要はありますが、頑張らないとならない要素はほとんどないでしょう。

それよりも問題になるのは、思うように実行できないことで「だから調子が良くならないんだ」と自分を責めてしまうこと。「もっと真面目にやらなければ」と思

※細胞が飢餓状態になった時などに、不要なタンパク質を分解して再利用する仕組みで、「オートファジー」と呼ばれています。

い直し、つい頑張ってしまう人もいるかもしれません。

でも、そうやって頑張ることがさらにストレスを生み出し、負のパターンを繰り返させる一番の要因にもなるわけです。

「頑張らなければ結果は出せない」「自分には努力が足りない」といった自分を責めるような思考パターンが、こうしたセフルメンテナンスの邪魔をしているいちばんの原因かもしれません。

だとしたら、その思考パターンを変えていくことにも意識を向けていきましょう。


カギを握っているのは、「脳疲労」からの解放です。

医師の藤野武彦さんは、「見えない罪悪感、頑張ろうとするプレッシャーが脳を疲労させ、五感を麻痺させてしまう」と指摘します。五感が麻痺することが過食につながり、肥満やメタボを起こす原因になるととらえ、「脳の疲労によって生まれた病気は、脳を癒すことで改善される」という独自のBOOCS（ブックス）理論を唱えています※。

※藤野武彦『BOOCS ダイエット』(朝日新聞社 2005 年) を参照。BOOCS とは、Brain Oriented Oneself Control System(脳を目指した自己調整システム) の略称。

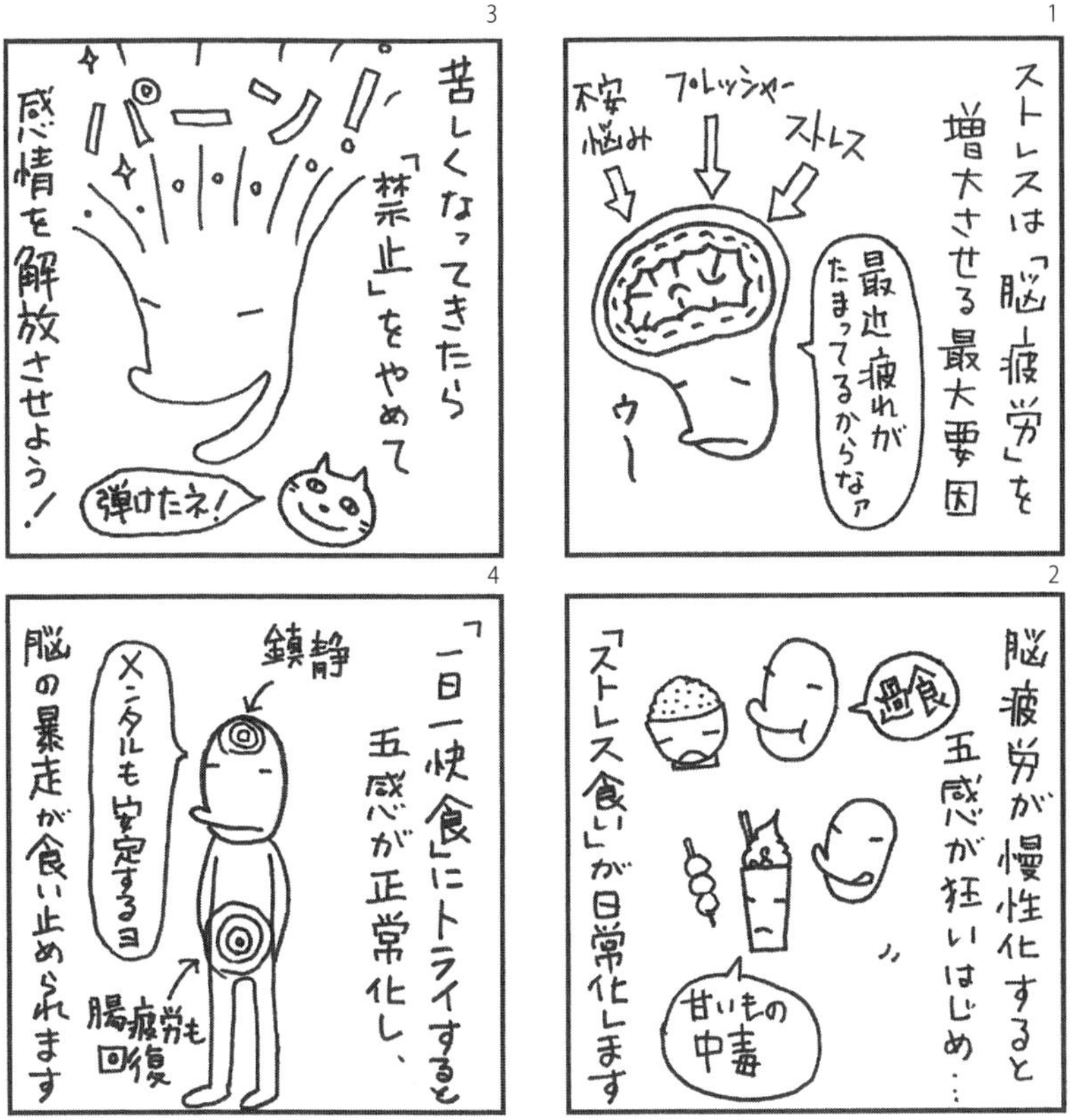
ストレスは「脳疲労」を増大させる最大要因
不安 悩み
プレッシャー
ストレス
最近疲れがたまってるからなァ
ウ〜
脳疲労が慢性化すると五感が狂いはじめ…
過食
甘いもの中毒
「ストレス食い」が日常化します
苦しくなってきたら「禁止」をやめて
パーン!
感情を解放させよう!
弾けたネ!
「一日一快食」にトライすると五感が正常化し、
鎮静
メンタルも安定するヨ
腸疲労も回復
脳の暴走が食い止められます

疲れた脳を癒す？　どうやって？

この理論のすごいところは、快楽を求めたがる脳の性質を逆手にとって、「一日一回、罪悪感から自分を解放させ、食べたいものを食べたいだけ食べる」ことをすすめている点です。

「一日一快食」と呼ばれていますが、「カロリーも栄養素も最初は気にせず、ジャンクフードであろうが甘いものであろうが、食べたいように食べる時間をつくる」ことで脳のストレスを解放させるのです。

性格が真面目で、決めたことをきっちり守ろうとつい頑張ってしまう人は、次の方法を試してみてください。

あえてブレーキを外し、五感を取り戻す

まずポイントになるのは朝と昼の食事の摂り方です。

BOOCSでは、朝は黒砂糖入りの紅茶、野菜や果物の生ジュース、昼はおにぎりなどの軽食をすすめています。

ここまでお伝えしてきた朝断食よりちょっと厳し目ですよね？

そのため日中はお腹が空きますが、「一日一快食」なので、夜には好きなものを好きなだけ食べられる時間が待っています。

その時の自分を思い浮かべればワクワク感が出て、ストレスはあまりたまりません。仕事もかえってはかどるでしょう。

晩ごはんの時間になったら、思いっきり好きなものを食べてください。

日頃「これを食べたら太る」「血糖値が上がる」といった抑制が多い人ほど、好きなものを大量に買い込み、お腹いっぱい食べましょう。カロリーなどを気にする必要は一切ありません。

一日一回の解放区を設け、禁止をやめてみるのです。

もちろん、脳の抑制はなかなか強固です。

「何を食べてもいい」と言われても、逆に不安になり、ブレーキがかかってしまう人もいるかもしれません。でも、あえてそのブレーキを壊し、一日一回、食べたいように食べてください。

太ってしまうからとか、体に悪いからとか思わずに抑圧を解いていいと、それだけでカタルシス（解放感）が得られます。

藤野さんは、「抑制を解放したカタルシスが疲れた脳を癒し、狂った脳機能が正常に動きはじめる」といいます。事実、「一日一快食」によって体質改善した臨床例を数多く持っておられます。

そう、このカタルシスが脳疲労をとる最初のポイントになるのです。

脳疲労が改善されることで過食は減り、面白いことに無理に禁止せずとも、適量を心地よく食べられるようになっていきます。

大事なのは、こうした心地よさへの目覚めにほかなりません。

どんなに体にいいことでも、実際に体験して心地よくなければどこかに嘘がある、無理があるということです。

苦痛なことに意味をつけ、我慢をして続けたところで、それに満足するのは脳だけでしょう。いろいろな理屈をつけてつらいことを正当化しても、体（腸）は悲鳴をあげているかもしれません。

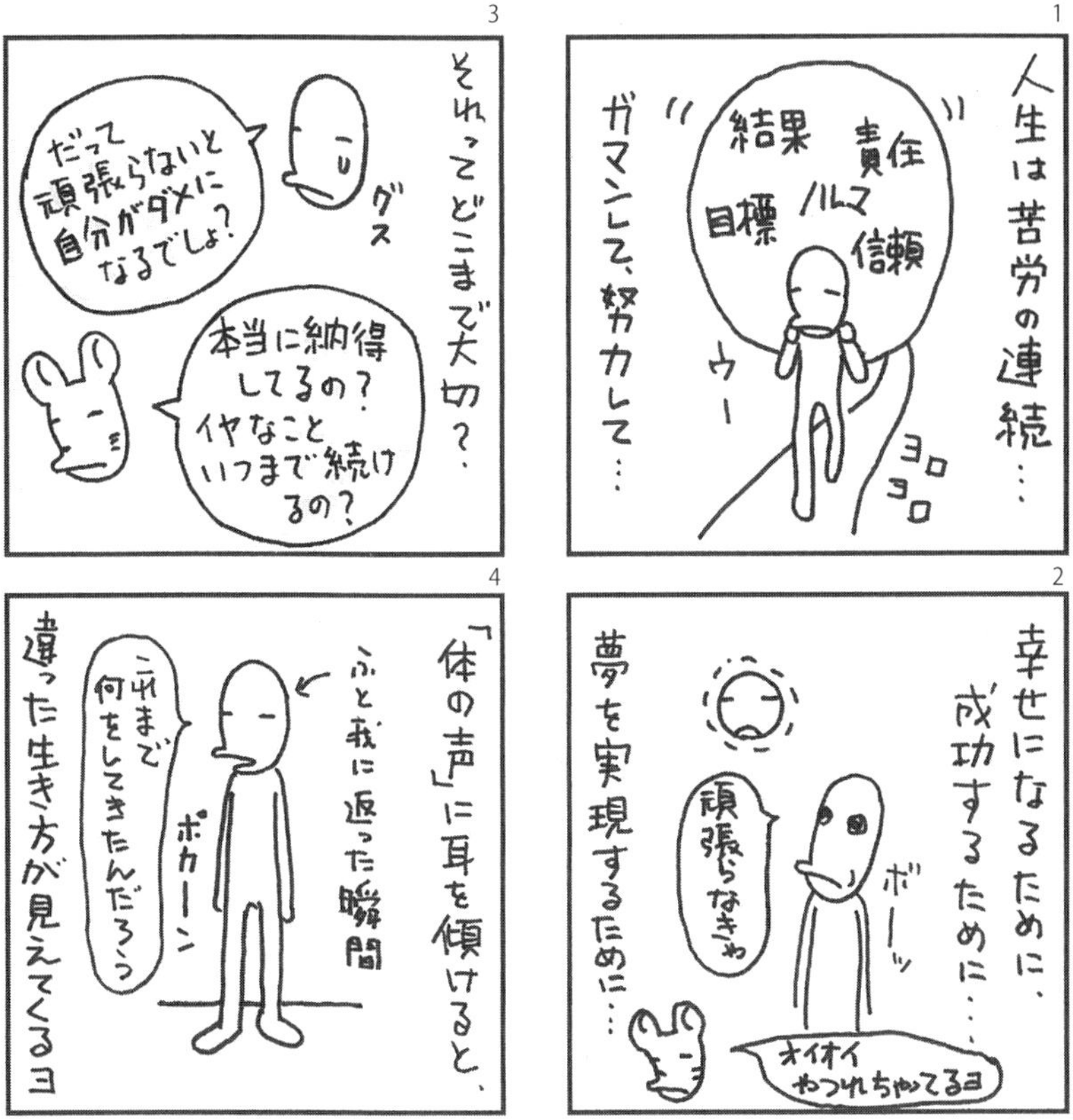
人生は苦労の連続…
ガマンして、努力して…
結果
責任
ノルマ
目標
信頼
ウー
ヨロヨロ
幸せになるために、
成功するために…、
夢を実現するために…
頑張らなきゃ
ボーッ
オイオイ やつれちゃってるヨ
それってどこまで大切？
だって頑張らないと自分がダメになるでしょ？
グス
本当に納得してるの？イヤなこといつまで続けるの？
「体の声」に耳を傾けると、
ふと我に返った瞬間
これまで何をしてきたんだろう
ポカーン
違った生き方が見えてくるヨ

脳はだませても、体はだませない

快楽と心地よさ、脳が考えることと腸が感じること……その境界は曖昧で、半ば混ざりあっているのが現実でしょう。

実際、ファスティングには食べることを我慢する面があるため、ついストイックになってしまいがちです。

ストイックが悪いわけではありませんが、あまりそれが高じてしまうと、頑張ることが目的化し、体が本当は何を望んでいるのかわからなくなります。五感が麻痺するのはその過程のことでしょう。

脳は体をだましてでも目的を達成しようと頑張りますが、体は苦痛を喜びません。いくら正しいと思えることであっても、体がそれをどう感じているかはお腹(腸)の状態にすべて現れてきます。

お腹をつねに意識することが、「体の声を聴く」ことの第一歩です。

体の声なんてわからないという人は、まずお腹(腸)と対話しながら、体が喜んでいるかどうかを感じとってください。

思うように改善できなかったとしても、自分を責めるのではなく、「一日一快食」のような盲点を探すことです。

盲点には必ずと言っていいほど心地よさのカギが隠されています。いったん感覚がつかめると楽しさが生まれます。

食べない時間をつくり、腸をデトックスすることも、「そうしたほうが心地よい」とわかれば無理なく続けていけるでしょう。

ここまでのおさらい

「腸活」ってよく耳にするけれど、食事の改善と断食（ファスティング）の２種類あることがよくわかったよ。あと驚いたのは、腸内細菌との関わり。菌たちと共生するには、ちゃんとエサ（食物繊維やオリゴ糖）をあげないといけないんだね。

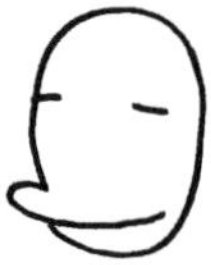

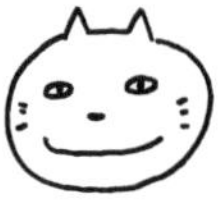

早く効果をあげたかったら、まずファスティングにトライして、たまったものを出しちゃったほうがいいかもね。ファスティング中に酵素や乳酸菌サプリを取り入れると、お通じがスムーズになり、腸内環境が改善されやすいよ。

あんまりダイエット、ダイエットと言いたくないけれど、太り気味の人は自然と減量できるだろうね。やせてる人でもお腹だけ出てる人っているよね。ちゃんと腸活していくとお腹も引っ込んで、見た目も若返えると思うね。

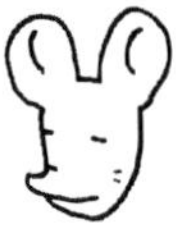

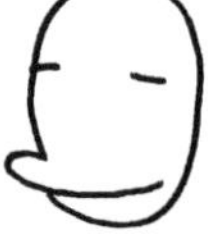

腸を元気にすることで心も変わっていくんだね。感情のアップダウンが減って心に余裕が出てきたら、確かに優しくなれるかもしれないな。寛容になることが腸活の目的だなんて、いままで考えたこともなかったなあ。

第3章　植物の生命力をチャージする

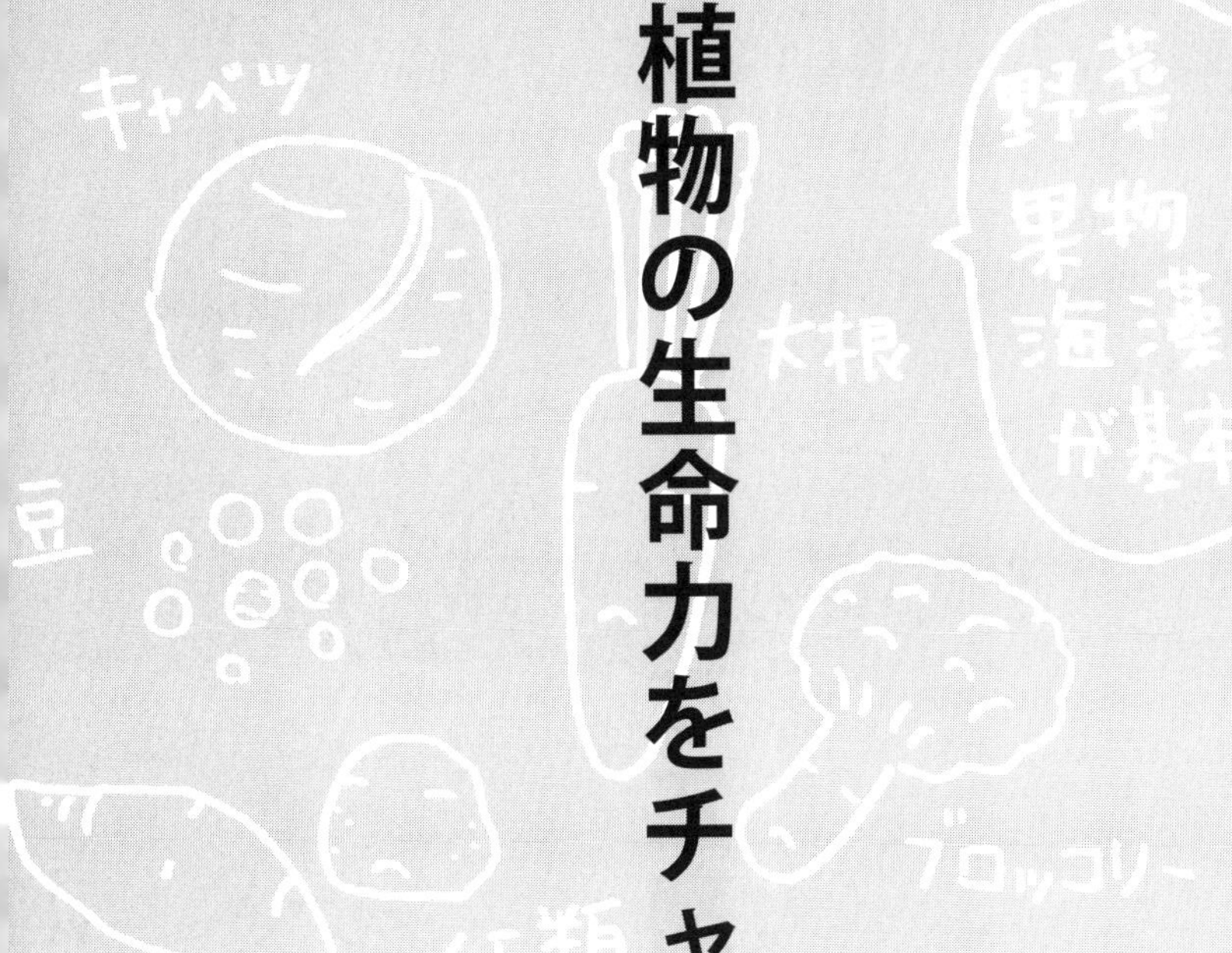

もうワンランク上の「元気」を手に入れる

腸のコンディションを整えることは、畑を耕すことに似ています。

播いたタネをたくさん実らせたかったら、まずじっくりと「土壌づくり」に取り組むことが求められます。

畑と同様、大事なのは微生物（腸内細菌）との共生です。

それまで生きてきた時間のなかでどんな「土壌」がつくられてきたか？ 人の場合、それが健康に直結していきます。

美味しく食べられ、心地よく出せるのが、何よりも健康の証です。

実際、腸内の土壌がよみがえってくると、免疫力が強化され、疲れにくくなるなど、まず基礎体力がつきます。メンタル（心）も安定してくるため、以前より毎日が心地よく過ごせるでしょう。

とはいえ、こうした元気な状態は、それまで積み重ねてきたマイナスを「ゼロ」に戻すことで得られたもの。

悠々自適、のんびりと暮らす生き方なら十分ですが、元気になってくると意欲が湧き、いろいろなことにチャレンジしたくなってきます。「ワーカーホリックは良くない」と言いますが、厄介なのはやりがいのある、好きなことをしていてもストレスは生まれるということ。それは悪いストレスではありませんが、元気になったことでかえってハードワークが重なって、体調管理が難しくなることもあるでしょう。

そもそも、コンディションが良くなったところで、体に蓄積しているストレスがすっかりなくなることはありません。

問題になるのは、ストレスによって生じる活性酸素です。

活性酸素が増えると細胞が傷つき、劣化するため、老化はもちろん、病気や体調不良の引き金になっていきます。ガンなども含め、ほとんどの病気がストレス由来といってもいいかもしれません※。

こうした酸化のダメージを減らすにはどうしたらいいのか？

腸のメンテナンスは微生物（腸内細菌）の力を借りましたが、活性酸素を取り除

※村上正晃インタビュー「『炎症回路』の活性化が多くの病気の発症につながっています」(インターネット「Bio&Anthropos」所収 2017 年) 参照。

くプロセスには植物が関わっています。

植物に備わっている酸化を取り除き、体を元気にする力は、「抗酸化」と呼ばれています。ストレスにやられないもうワンランク上の元気を手に入れるには、植物の抗酸化パワーを引き出す必要があるのです。

植物が心と体を癒してくれる理由

活性酸素はストレスによって生まれるといいましたが、本来は活動エネルギーを生み出す際に生じる廃棄物のようなものです。

私たちは呼吸から酸素を取り入れ、細胞内で食べ物の栄養素と掛け合わせることで活動エネルギーを得ています。

こうした過程で活性酸素はたえず発生しつづけています※。

要するに、体は酸化のダメージにさらされながら、生きるためのエネルギーを生み出しているわけです。生き物が成長し、老い、死に至るプロセスは、酸素との微妙な関わりのなかで営まれていることがわかるでしょう。

※呼吸によって取り込まれた酸素の約 2% が、活性酸素に変化すると言われています。

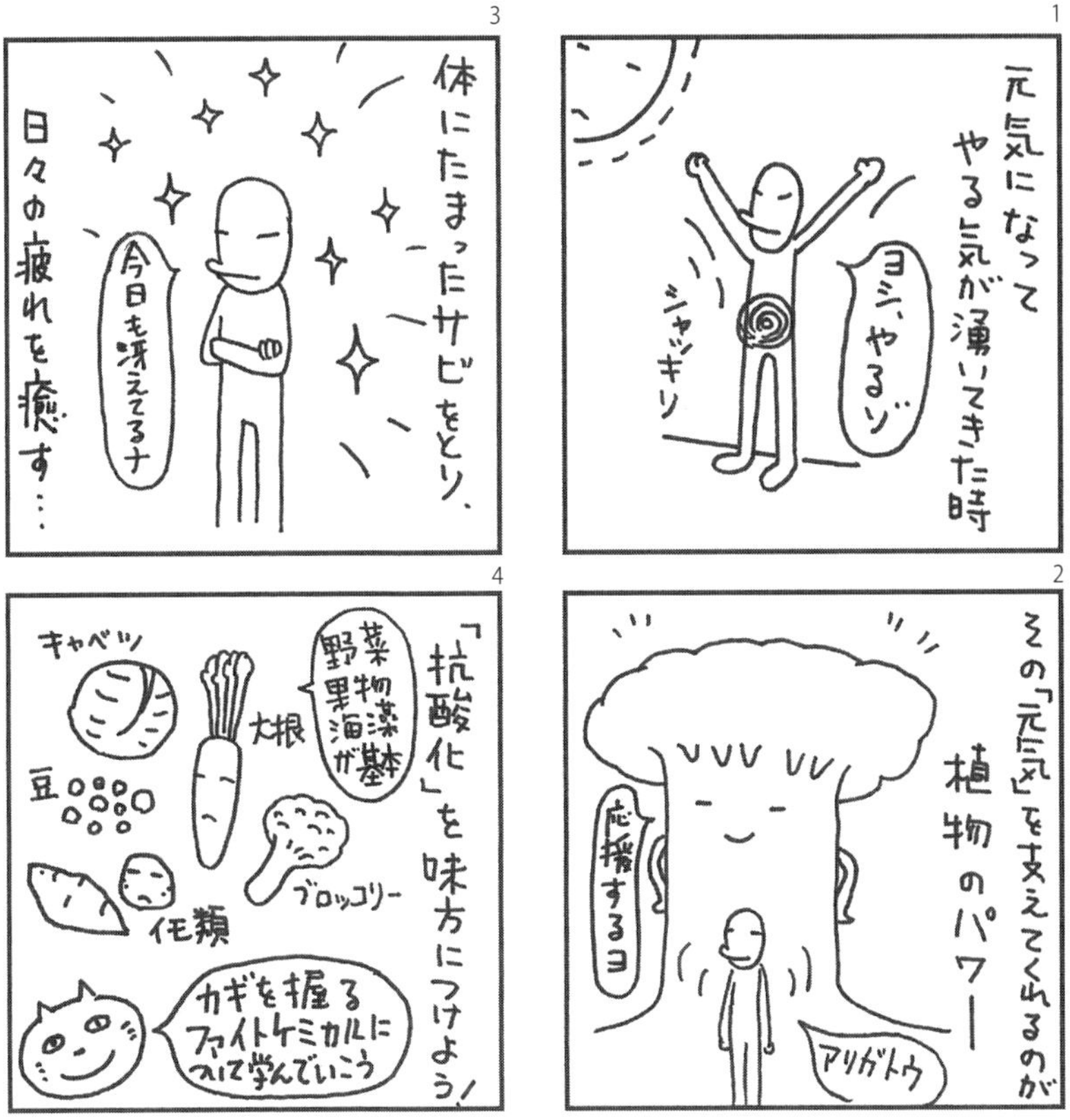
1
元気になって
やる気が湧いてきた時
ヨシ、やるゾ
シャッキリ
2
その「元気」を支えてくれるのが
植物のパワー——
応援するヨ
アリガトウ
3
体にたまったサビをとり、
日々の疲れを癒す…
今日も冴えてるナ
4
「抗酸化」を味方につけよう!
野菜果物海藻が基本
キャベツ
大根
豆
ブロッコリー
イモ類
カギを握るファイトケミカルについて学んでいこう

通常、活性酸素は酵素（抗酸化酵素）の働きによって排除されていきますが、ストレスが増すと処理が追いつかなくなります。

ストレスと言うと、ハードワークや対人関係の悩みなどが思い浮かぶかもしれませんが、タバコの煙、騒音、紫外線、暑さ、寒さ、激しい運動……といった外的な要因でもストレスは生まれます。

不快なことがあったり、いやなことがあったり……ストレスを感じるたびに活性酸素が生まれ、体は酸化していくのです。

ここに食べすぎや飲みすぎ、夜更かしなどが加わると酸化はさらに進み、体の負担はどんどん増していくでしょう。

こうした過剰な活性酸素の処理には、体の外側からのサポートがなければとてもまかないきれません。

そこで登場するのが食べ物に含まれる抗酸化成分です。

栄養素ではビタミンC、ビタミンE、ファイトケミカルが該当しますが、とりわけ注目したいのがファイトケミカルの働きです。

人は植物（野菜、果物、海藻）を食べることで様々な種類のファイトケミカルを取り入れ、自らを蘇生させているのです。

働きすぎてつらくなったら、植物に助けてもらうことを考えましょう。

ファイトケミカルの抗酸化パワーをフル活用する

ファイトケミカルは植物に備わった活性成分の総称で、苦み、香り、色素などをもたらすものが知られています。

苦みや香りは虫などから、色素は紫外線から身を守るために必要な成分であるわけですが、食べる側である人間は、これらの活性成分をいただくことで酸化を防ぎ、みずからを活性化させているわけです。

参考までに、主だった成分を挙げてみましょう。

ポリフェノール……アントシアニン（ベリー類、ブドウ）、イソフラボン（大豆）、フラボン（セロリ、パセリ）、カテキン（緑茶）、フラボノー

ル（ブロッコリー、タマネギ）、クロロゲン酸（コーヒー豆）

カロテノイド……βカロテン（ニンジン、カボチャ、トマト）、リコピン（トマト）、ルテイン（ホウレンソウ、ブロッコリー）

含硫化合物……イソチオシアネート（キャベツ、ダイコン、カブ、ブロッコリー）、アリシン（ニンニク、タマネギ、ニラ）

アントシアニン、イソフラボン、カテキン、βカロテンなど、聞いたことのある名前があちこちにあるでしょう。

抗酸化力を高め、ストレスケアをうながしていくには、これらの成分を多く含んだ食べ物を摂っていくことが必要です。

まずは野菜や果物を食べる機会を増やしましょう。

最初は量を意識するだけで十分です。量を増やすというと、生野菜のサラダが思い浮かぶかもしれませんが、生よりも煮たり、茹でたりしたほうがファイトケミカルの活性度は上がります。

酵素の働きや加熱によって植物の細胞を覆っている細胞壁が壊され、ファイトケ

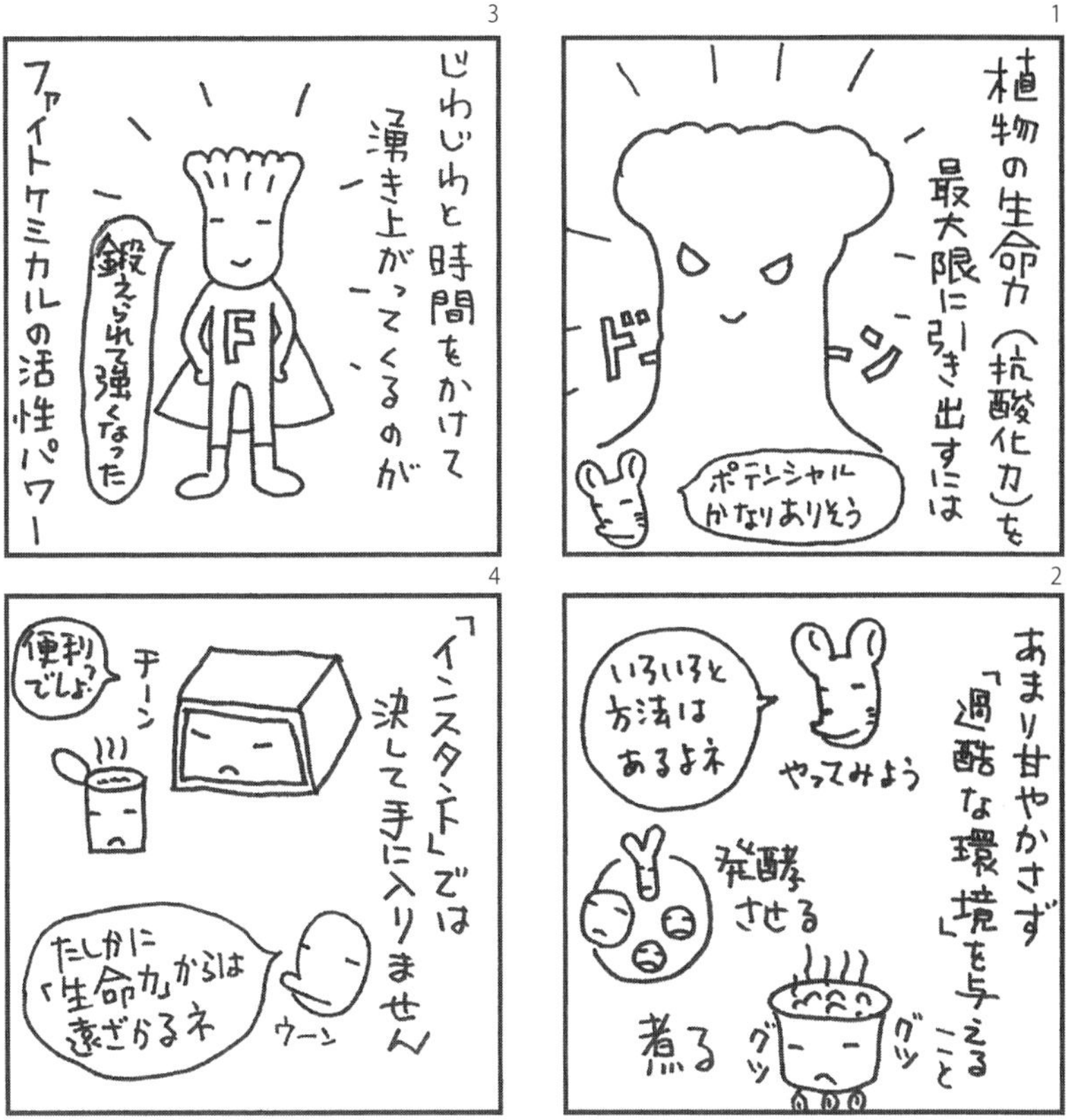
1
植物の生命力（抗酸化力）を最大限に引き出すには
ドドーン
ポテンシャルかなりありそう
2
あまり甘やかさず「過酷な環境」を与えること
いろいろと方法はあるよネ
やってみよう
発酵させる
煮る
グツグツ
3
じわじわと時間をかけて湧き上がってくるのが
鍛えられて強くなった
ファイトケミカルの活性パワー
4
「インスタント」では決して手に入りません
便利っでしょ
チーン
たしかに「生命力」からは遠ざかるネ
ウーン

ミカルが溶け出してくるからです。

同様に、発酵させることもファイトケミカルの活性度を高めてくれます。

この場合、菌の働きで食べ物が分解されるため、食べる前の段階で細胞膜が壊れ、ファイトケミカルが溶け出すことになります。

発酵食品の場合、こうした栄養素と一緒に菌も取り込まれるため、腸内の免疫の働きが刺激される利点もあります。44ページでお伝えしたように、菌の体の成分が免疫活性をうながすのです※。

実際、どんなものを食べるといいでしょうか?

抗酸化力を高める「野菜」と「豆」の食べ方

第1章でごはんと味噌汁の回数を増やすことをおすすめしました。

ここをベースにしつつ、次のステップとしてファイトケミカルがたっぷり摂れるメニューを増やしていきましょう。

※死んだ菌でも免疫を刺激するため、加熱した味噌でも効果は期待できます。

具体的には、次の4つがおすすめになります。

1、豆や野菜のスープ
2、キムチ、納豆などの発酵食品
3、季節の野菜・果物などの生ジュース
4、無農薬の緑茶、コーヒー

1については、とにかく野菜をじっくりと煮込むことが大切です。

煮込むほどにファイトケミカルの活性度が高まるため、時間をかけることで「体にいいスープ」ができあがります。

といってもあまり難しく考えず、大きな鍋に細かくカットした野菜、豆、雑穀、昆布、干し椎茸※などを入れ、たっぷりの水で1〜2時間、弱火でコトコト煮込んでいき、最後に自然塩で味つければ十分。

煮込み料理は手間がかかるので敬遠してしまうという人は、「スロークッカー」という鍋状の家電器具を活用してください。

※昆布と干し椎茸のだしを別に煮出し、冷蔵庫に常備しておくと、味噌汁なども簡単につくれます。

カットした野菜や豆を鍋に入れ、多めに水を注ぎ、あとはスイッチを入れるだけ。3～4時間かけ、低温でじっくり素材が煮込めるため、忙しい時でもあまり負担なく調理できるでしょう。

慣れてきたらスロークッカーでゆでた豆類を多めに冷蔵保存し、様々な調理に活用することもおすすめです。

たとえば、野菜と豆のスープにトマトを加えてミネストローネ風にしたり、ココナッツミルクとカレー粉を加えてタイカレー風にしたり、、残りごはんを加えてリゾットにしたり……。

タマネギ、カボチャ、サツマイモ、ショウガなどと一緒にゆっくり煮込み、ミキサーにかければポタージュも簡単にできます。

使用する野菜のベースになるのは根菜類（タマネギ、ニンジン、ジャガイモ、サトイモ、サツマイモ、ダイコン、カブ、レンコンなど）ですが、抗酸化という点では次のアブラナ科の野菜がおすすめです。

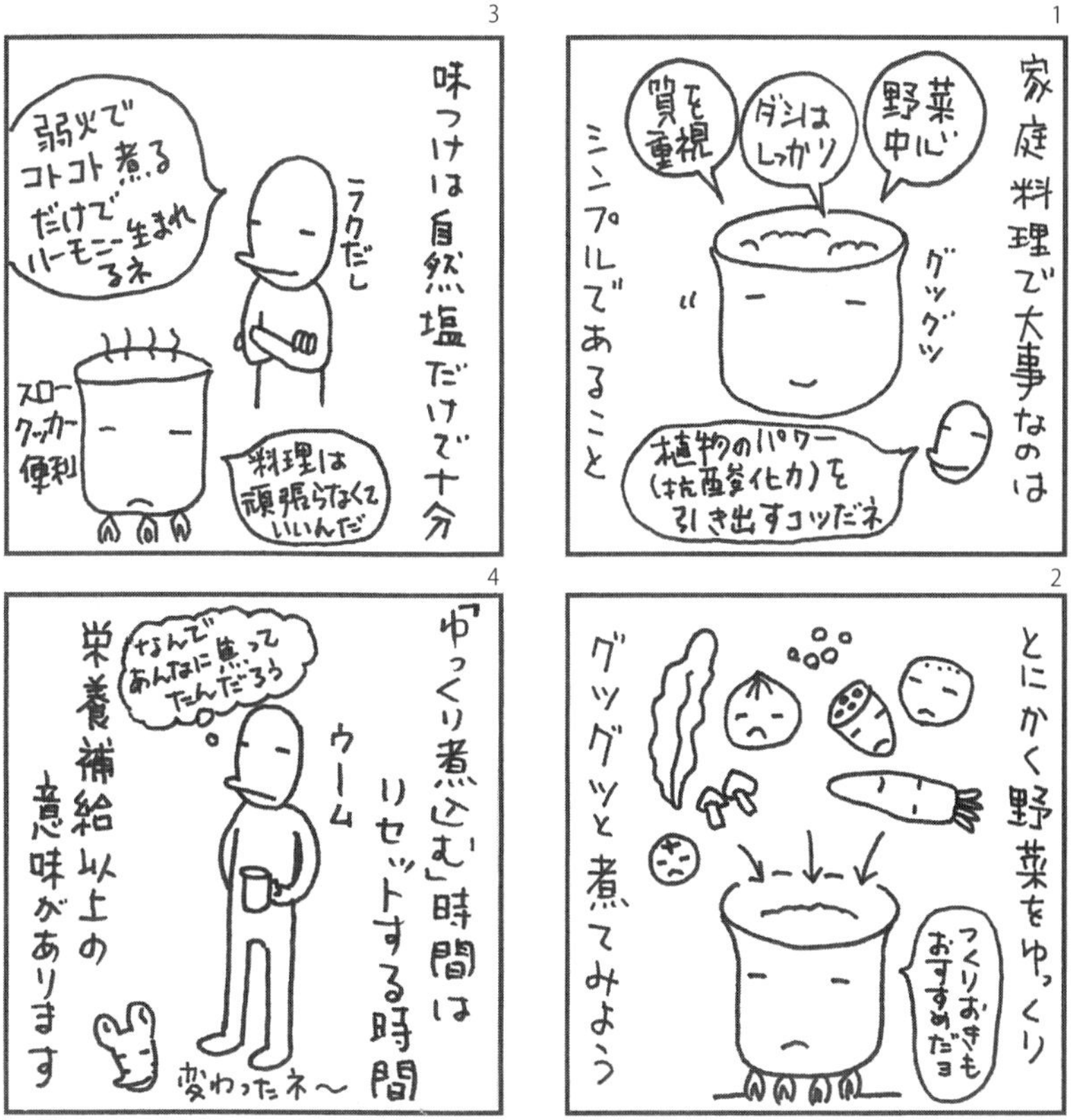
1
家庭料理で大事なのは
シンプルであること
野菜中心
ダシはしっかり
質を重視
グツグツ
植物のパワー（抗酸化力）を引き出すコツだネ
2
とにかく野菜をゆっくり
グツグツと煮てみよう
つくりおきもおすすめだヨ
3
味つけは自然塩だけで十分
弱火でコトコト煮るだけでハーモニー生まれるネ
ラクだし
スロークッカー便利
料理は頑張らなくていいんだ
4
「ゆっくり煮込む」時間は
リセットする時間
なんであんなに焦ってたんだろう
ウーム
栄養補給以上の意味があります
変わったネ〜

ブロッコリー、カリフラワー、白菜、キャベツ、ダイコン、カブ、小松菜、ケール、チンゲンサイなど

豆に関しては、あまり手間をかけたくない時は、水にもどす必要のないレンズ豆の仲間を活用するといいでしょう。水でもどす手間はかかりますが、大豆、小豆、ひよこ豆、金時豆、白花豆などもおすすめです。

抗酸化＋発酵パワーで元気を回復しよう

2の発酵食品については、忙しい時でも手軽に摂れるという点で、まずキムチや納豆を取り入れてください。

とりわけキムチは、白菜などの野菜を乳酸発酵させているため、腸内環境を整えてくれる利点もあります。

注意点は、市販のキムチには発酵が進んでいないものが多いということ。

原材料表示をチェックし、糖類（異性化液糖、果糖ブドウ糖液糖）やアミノ酸な

どの添加物が多いものは避け、魚介類（塩辛など）やフルーツ（リンゴなど）がたっぷり入ったものを選びましょう。

スーパーなどで買う場合は浅漬けタイプでないもの、できれば手作りキムチの専門店などで入手することをおすすめします。

納豆についても、納豆菌が原料の大豆を分解してくれるため、大豆を水で戻して煮るだけよりも消化が良くなります。

豊富なタンパク源として知られる大豆ですが、数ある豆類のなかでもとりわけ硬い殻に覆われているため、水煮だけでは消化を阻害する物質を完全に取り除けないとも言われています。

微生物の力を借りることでこの硬いロックを解除する……ここに、納豆や味噌など大豆系発酵食品のメリットがあるわけです。

忙しい時は、納豆とキムチ、ここにすり下ろしたヤマイモや海藻類（メカブ、モズクなど）を加えて混ぜ合わせれば、それだけで腸に優しく、なおかつ、酸化ストレスを和らげる一品に変わります。

ここ一番に「ベリー類」で抗酸化アップ！

ファイトケミカルは煮出すことで効力を発揮しますが、生で摂るのはよくないと言っているわけではありません。

3の野菜や果物などの生ジュースをつくる場合、抗酸化力がとりわけ高い次の食材を加えるといいでしょう。

ベリー類（ブルーベリー、ラズベリー、クランベリー、ゴジベリーなど）、アサイー、ざくろ、クコの実、ケール、大麦若葉

一般的な野菜・果物のなかでは、トマト、ニンジン、リンゴもおすすめです。

こうした食材を常備して生ジュースやスムージーをつくって毎朝摂るのもいいですが、大事なのは継続することです。

質の高い食材を毎回のように調達するのは大変だという人は、あまり頑張らず、既製品に頼るのものいいでしょう。

市販のストレート果汁の飲料、粉末タイプのサプリメントなどに抗酸化作用の高い良品が少なからずあります。

①添加物、糖類などが入っていない、②オーガニックの認証がある、③原材料や製造プロセスが丁寧に説明されているといった点を目安にして、これはというものを見つけてください。

質の高いものほどコストがかかる面がありますが、ハードワークが続く時などは奮発して多めに摂るといいでしょう。抗酸化成分によって細胞がリフレッシュされ、コンディションが保ちやすくなります。

ここぞという時のために常備しておけば、疲れがたまっている時、風邪気味の時などに症状の悪化が防げるかもしれません。

季節の果物を常食するのもおすすめですが、農薬を過剰に使ったものも多いので、よく選んで取り入れるといいでしょう。

緑茶やコーヒーで「ホッと一息」の理由

4については、まず緑茶に注目しましょう。

抗酸化力の高いカテキンやテアニンなどが豊富に含まれているため、喫茶の習慣は優れたストレスケアになります。

セルフメンテナンスを目的にしている以上、もちろん「緑茶なら何でもいい」わけではありません。毎日の習慣にしていきたいので、できれば農薬をあまり使っていないオーガニックの良品を選びましょう。

また、たとえ良品であっても、茶葉をお湯で抽出するだけでは有効成分を十分に摂取しにくい面があります。

これらをふまえると、有機・無農薬栽培で、茶葉ごと摂取できる粉末タイプを選ぶのが理想でしょう※。朝一番に飲む習慣をつけると、カフェインの覚醒効果と相まって快適な一日が始まります。

一方、コーヒー豆にもクロロゲン酸（ファイトケミカルの一種）が豊富に含まれ

※詳細は、田口寛（三重大学名誉教授）ホームページ　http://hiroshi-t.com 参照。

ているため、緑茶の代わりに摂るのも悪くありません。

もちろん、インスタントのコーヒーや缶コーヒーではなく、なるべく豆を挽いて、ドリップしたものを選ぶこと。

最近では、コーヒーの抗ガン作用なども知られてきましたが、ただ飲みさえすればガンが防げるわけではありません。細胞を酸化させ、病気を引き起こす背景にはストレスが関わっているからです。

コーヒーや緑茶に含まれるファイトケミカルもさることながら、大事なのは、「ホッと一息つく」シチュエーションです。

成分の効果効能ばかりにとらわれず、「どんなシチュエーションで摂取するか？」もつねに意識するようにしてください。

たとえば、茶道ではこうしたシチュエーションをつくりだすためのツールとして、お茶を利用したと言えます。

実際、落ち着きのある空間でゆっくりお茶をいただくと、ファイトケミカルの抗酸化作用、カフェインの覚醒作用が相まってストレスケアがうながされ、インス

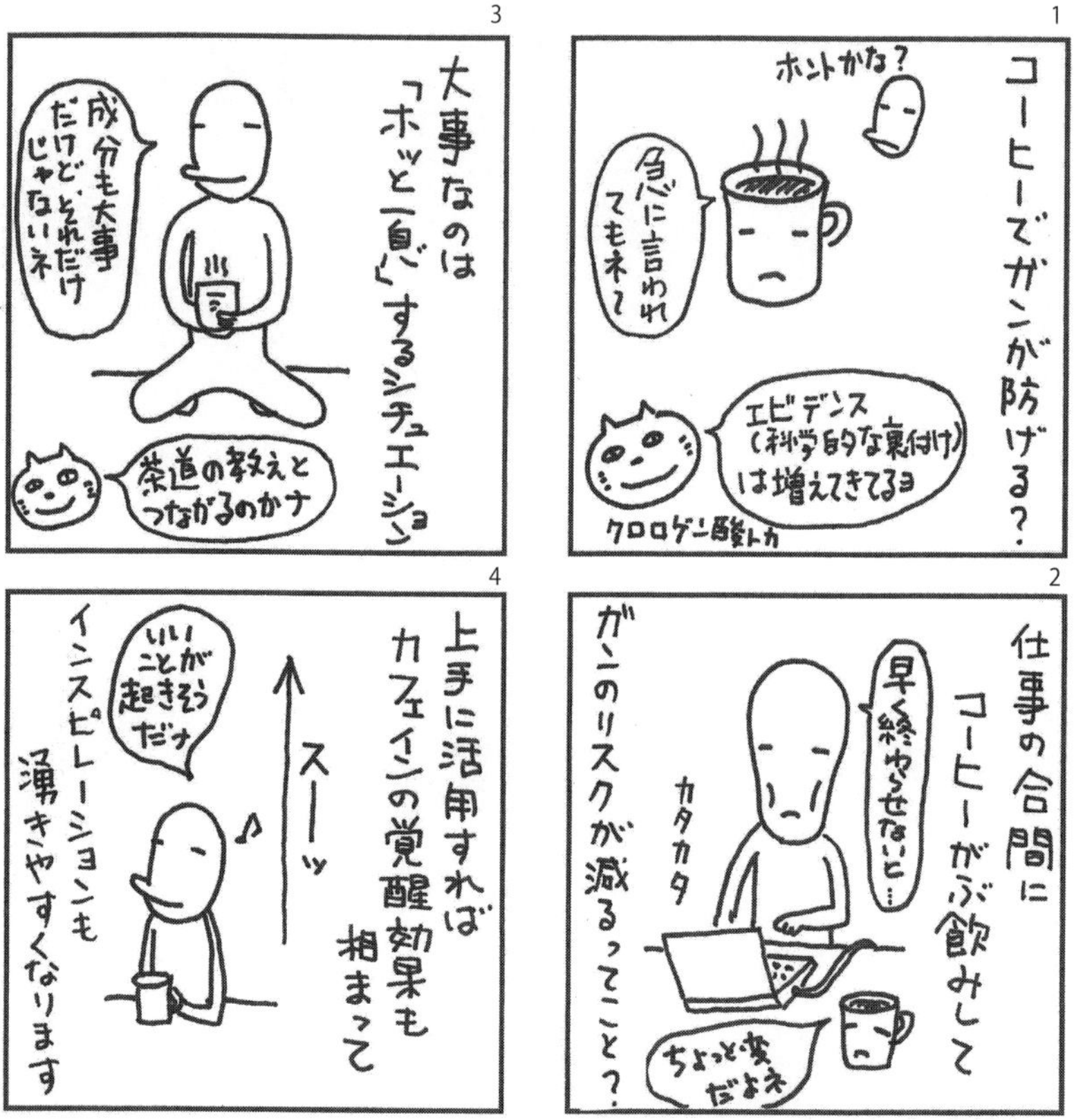
1
コーヒーでガンが防げる？
ホントかな？
急に言われてもネェ
エビデンス（科学的な裏付け）は増えてきてるヨ
クロロゲン酸トカ
2
仕事の合間にコーヒーがぶ飲みして
早く終わらせないと…
カタカタ
ガンのリスクが減るってこと？
ちょっと変だよネ
3
大事なのは「ホッと一息」するシチュエーション
成分も大事だけど、それだけじゃないネ
茶道の教えとつながるのかナ
4
上手に活用すればカフェインの覚醒効果も相まって
スーッ
いいことが起きそうだナ
インスピレーションも湧きやすくなります

ピレーションが得られやすくなります。

コーヒーを飲む場合も同様でしょう。

頑張りすぎてしまう人は、能力をより発揮しやすくするためにも、「頑張らない時間」を意識してつくりましょう。

大事なのは、飲んでいる時の心の状態です。様々な薬効があることが確かであっても、がぶ飲みしていたら逆効果です。

植物のポテンシャルをいかに引き出すか

ここまでお読みになって、「ただ野菜や果物を摂ればいいわけではないんだな」と感じた人も多かったかもしれません。

腸のコンディションを整える段階ではあまり問いませんでしたが、抗酸化は食材の質に大きく左右されるからです。

なにしろ、同じ食材であっても、栽培や加工、調理のしかたによって抗酸化力は大きく変わってきます。

カギになるのは、「あまり甘やかさない」ということ。植物には、過酷な環境に置かれたほうが底力を発揮し、ファイトケミカルの活性が高まる性質があるからです※。

オーガニックや自然栽培だからすべて抗酸化力が高いとは言い切れませんが、農薬や化学肥料をむやみに使わず、より自然に近い環境で育てた作物のほうが生命力（抗酸化力）は高まるのです。

もちろん、旬や鮮度にも左右されます。

旬の食材にはその季節特有の苦味、香り、味わいがありますが、そこにもファイトケミカルが関わってくるでしょう。

栄養学では、どのトマトも同じトマトとみなし、栄養素やカロリーを調べますが、条件によって数値も当然違ってきます。

大事なのは、その食べ物に宿っている生命力です。

野菜や果物をたっぷり摂る習慣ができてきたら、徐々に質についても考えていきましょう。食べ物の質をワンランク上げていくことで、日常のコンディションもワ

※活性化したファイトケミカルの仲間は、ファイトアレキシン と呼ばれています。佐古田三郎『佐古田式養生で 120 歳まで生きる する・しない健康法』(実業之日本社 2017 年) 参照。

ンランク上がっていきます。

数字やデータばかりを大事にしていると、肝心なことを見失います。

「体にいいこと」をしているのに効果がないのは？

食べ物の質が健康を左右することは確かですが、もう一つ気をつけてほしいのは取り入れていくタイミングです。

真面目な人は、体の土台がしっかりできていないうちから、「体にいいもの」や「安心安全なもの」を摂ろうと頑張ってしまいがちですが、それでは禁止事項ばかりが増えてストレスがたまってしまいます。

実際、体にいいことをしているはずなのに、思ったほど元気になれていない人も少なくありません。料理が得意で、栄養バランスを意識しているのに、無理をするとすぐに体調を崩してしまう人もいるでしょう。

心当たりがある人は、「毎日しっかりお通じがあるか？」「朝起きた時に体が軽いか?」など、改めて体調をチェックしてください。

食べ物の質や安全性にこだわることも大事ですが、腸が元気でないうちは、いくら食べても思うように吸収できません。

まず、腸という「土壌」をしっかり整えるようにしましょう。

思ったように改善できないという人は、就寝前や起床後に次のような腸のマッサージを取り入れることもおすすめです※。

1、仰向けに寝て両ひざをくの字に曲げる。
2、両手の指先でおへそのまわりを、強めに押すようにもんでいく。
3、硬いと感じる場所を重点的にもむ。

お腹をもんでチクチクした痛みを感じる場合、ゆっくりもんでいくと、それだけでお通じがうながされやすくなります。心地よく出せるようになると、代謝がスムーズになり、体調も安定するでしょう。

※詳しくは、砂沢佚枝『コワいほどくびれる! 腸もみダイエット』(マキノ出版 2009年)、『完全版・腸もみバイブル』(扶桑社 2010年)参照。

腸のコンディションが整い、心と体に余裕が出てきたところで食べ物の質を上げていけば、ストレスケアもしやすくなります。

もちろん、最初からお通じがスムーズな人は、この章で紹介している抗酸化対策をどんどん取り入れていくといいでしょう。

ストレスによって炎症が慢性化する

それにしても、なぜストレスケアが必要なのでしょうか？

ここでもカギを握るのは免疫です。

活性酸素によってダメージを受けた細胞は、体内に侵入してきた菌やウイルスと同様、免疫の働きで排除されるからです。

マクロファージのような白血球の仲間が次々と食べて分解していくわけですが、その際にサイトカインという物質が放出され、炎症が引き起こされます。炎症というと腫れや痛みを起こすいやなイメージがありますが、要はそうやって体に不要なものを排除する免疫の働きなのです。

免疫は「病気から身を守る防御反応」と考えられていますが、ストレスケアが不十分だと自分自身の細胞を攻撃し、炎症を広げていきます。そう、つねに体を守っているというわけではないのです。

言い換えれば、ストレスが続いている限り、炎症はなくなることはありません。無理をするほどに活性酸素が生み出され、炎症反応によってジワジワ、ジワジワと体は蝕まれていくでしょう。

次のような流れでとらえると、わかりやすいかもしれません。

ストレス　↓　細胞の酸化　↓　炎症の慢性化　↓　体調不良・病気

たとえば、連日のように続く残業で満足に睡眠もとれなかったらどうでしょう？いや、そもそもいやなことをずっと続けていたら、早く帰れたとしてもストレスは蓄積されていきますよね？

前述したように、いやな人と一緒にいるだけでもストレスはたまります。そこでタバコを吸えば、それもストレスになります。

飲みすぎや食べすぎも同様です。そこにはストレス解消という面もありますが、度が過ぎると酸化や炎症を誘発します。

こうして見ていくと、ストレス社会は炎症社会だとわかるでしょう。

インターネットで炎上という言葉がありますが、体のなかではストレスによってあちこちに炎症が起きていているのです。

炎症が起きてもボヤの段階で消せたら大病にならずに済みますが、あなた自身、いまどんな状態でしょうか？

ストレス＝炎症のレベルをチェックする方法

怖いのは、無自覚のうちに症状が進んでいくこと。

炎症の度合いをセルフチェックしたい人は、前述した腸のマッサージでお腹の固さをチェックしてみてください。

キリキリ、チクチクする感じがあれば、程度の差はあれ、腸が炎症を起こしている証拠と言えます。痛みが強いようなら、「ちょっとストレスをためすぎているな」と判断したほうがいいかもしれません。

逆に言えば、ストレスケアがしっかりできている人は、お腹をもんだ時、指が無理なくスーッと入っていきます。

痛みもなく、お通じの調子も悪くはないでしょう。

このほかにも、合谷《ごうこく》（手の親指と人差し指の間）や烏口突起《うこうとつき》（両腕のつけ根の窪んだ部分）を強めにもむのもストレスチェックになります。手の甲や足の甲などをグリグリとマッサージするのもおすすめです※。

強い痛みを感じるようなら、やはり炎症が進んでいると考えてください。

もちろん、胃がキリキリと痛む場合も炎症が進んでいる証拠です。肩こり、腰痛、頭痛なども炎症の一つです。

高血圧や高血糖も、炎症が起きている状態と重なるでしょう。血管がまず炎症を起こし、やがては臓器にも及んでいくのです。

最近では、脳のある部位に炎症が起こるとうつ症状が現れることもわかってきま

※松村卓『ゆるめる力 骨ストレッチ』（文藝春秋 2016年）、『人生を変える！骨ストレッチ』（ダイヤモンド社 2016年）などを参照。

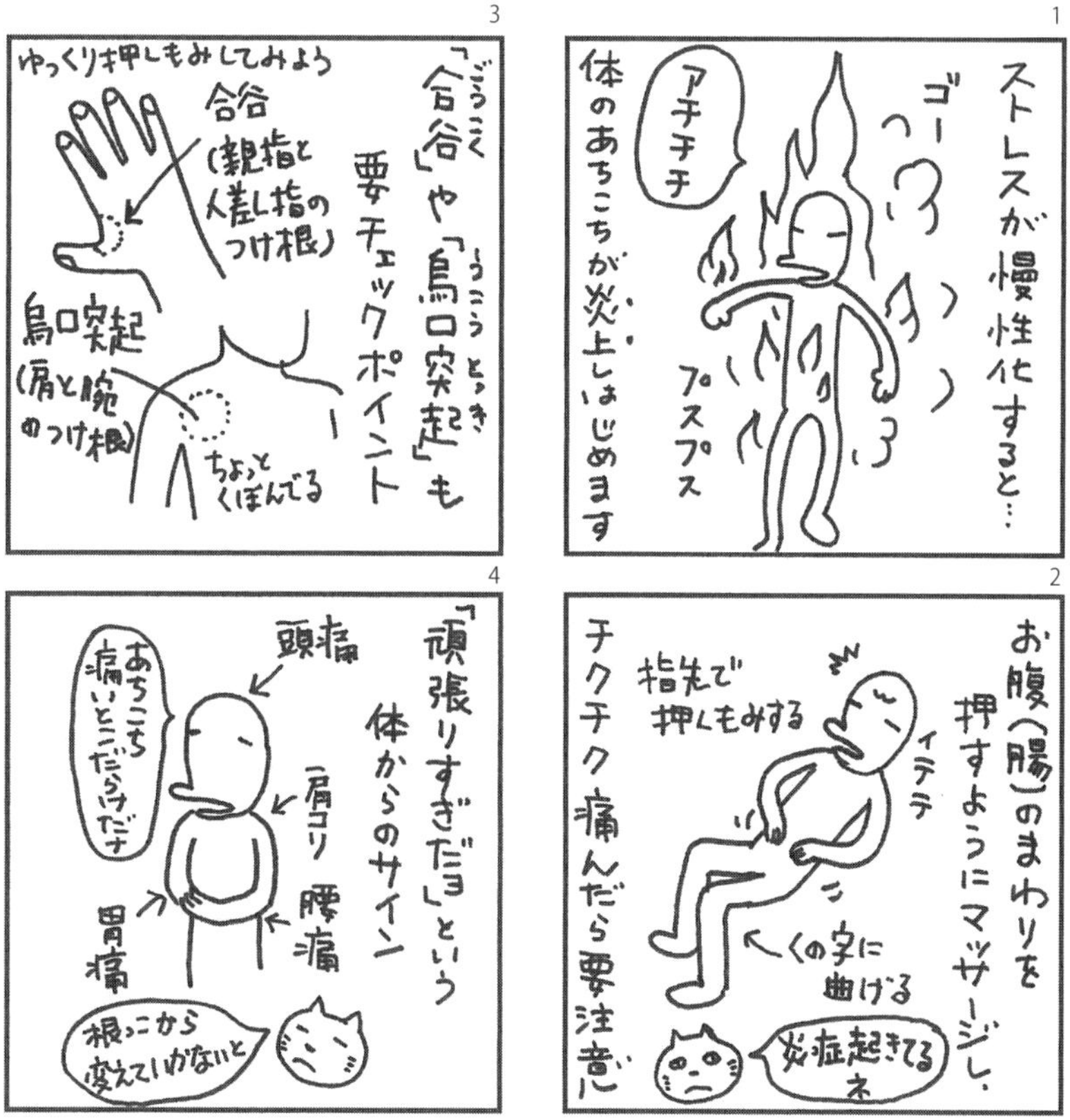
1
ストレスが慢性化すると…
ゴー
アチチチ
プスプス
体のあちこちが炎上しはじめます
2
お腹(腸)のまわりを押すようにマッサージし、
指先で押しもみする
イテテ
くの字に曲げる
チクチク痛んだら要注意
炎症起きてるネ
3
「合谷《ごうこく》」や「烏口突起《うこうとっき》」も要チェックポイント
ゆっくり押しもみしてみよう
合谷(親指と人差し指のつけ根)
烏口突起(肩と腕のつけ根)
ちょっとくぼんでる
4
「頑張りすぎだヨ」という体からのサイン
頭痛
あちこち痛いとこだらけだナ
肩コリ
腰痛
胃痛
根っこから変えていかないと

した。痛みとは異なりますが、ぜんそくやアトピー、花粉症などのアレルギーも炎症反応の一つでしょう。

こうした炎症の背後にあるのが、日々のストレスです。生き方にひずみが生まれたことを、体は炎症を起こして知らせているのです。

「戦闘モード」からいかに抜け出すか

免疫学者の安保徹《あぼとおる》さんがよく話されていましたが、血糖や血圧が上がるということは体が「戦闘モード」に入ったということです※。

ストレスフルな生き方をしている人は、生理的に見た場合、いつも戦闘モード、いつも頑張っているのです。

体を動かす機会が減ってしまった現代人の場合、「つねに頭を働かせている状態」が該当するかもしれません。

頭の回転が早く、仕事ができる人ほど、オフの時もセカセカしていて、戦闘モードが解除できないことが多いのでは?

※安保徹『人が病気になるたった 2 つの原因〜低酸素・低体温の体質を変えて健康長寿！』(講談社 2010 年) 参照。

仕事中に戦闘モードに入るのは自然なことですが、それが持続すれば炎症が慢性化し、病気になるのもやむを得ないでしょう。

ストレス度が気になる人は、先ほどのセルフチェックのほか、血糖値を参考にすることもおすすめします。

一般的には、食後血糖値が基準値（２００以上）を超える場合、糖尿病の危険領域に入ったことになりますが、ここで意識したいのは「血糖値が炎症のレベルを知る目安になる」という点です。

高い数値が出るということは、炎症レベルが高く、それだけ心と体を酷使させてしまっているということです。

とりわけ高血糖の慢性化（＝血液中に糖がつねにたまっている状態）は、

食べたものを十分にエネルギーにできていない　↓　疲れやすい・元気が出ない

糖尿病の発症の有無にかかわらず、こうした図式が成り立ちます。

また、ストレスが多いとすい臓や副腎も炎症を起こし、ここでも疲れやすい・元気が出ない体質に拍車がかかります。戦闘モードでいたくても、いずれ体がついていかなくなってしまうでしょう。

最近、糖質制限を実践する人が増えてきましたが、注意したいのは「ストレスでも血糖値が上がる」という点です。

糖質を制限することで血糖値の上昇を一時的に抑えることはできますが、ストレスケアがうまくできていなければ「血糖値が上がりやすい＝戦闘モードの体質」はなかなか変えられないでしょう。

好きなことに打ち込んでいられるのも、ストレスを受け止め、酸化や炎症を防ごうとする体の働きがあってのことです。

生きている限り体に負荷はかかりますから、適度な休息だけでなく、体の質（抗酸化力）そのものを高めておくこと。

そこに、植物の力を取り込んでいく大きな意味がひそんでいます。

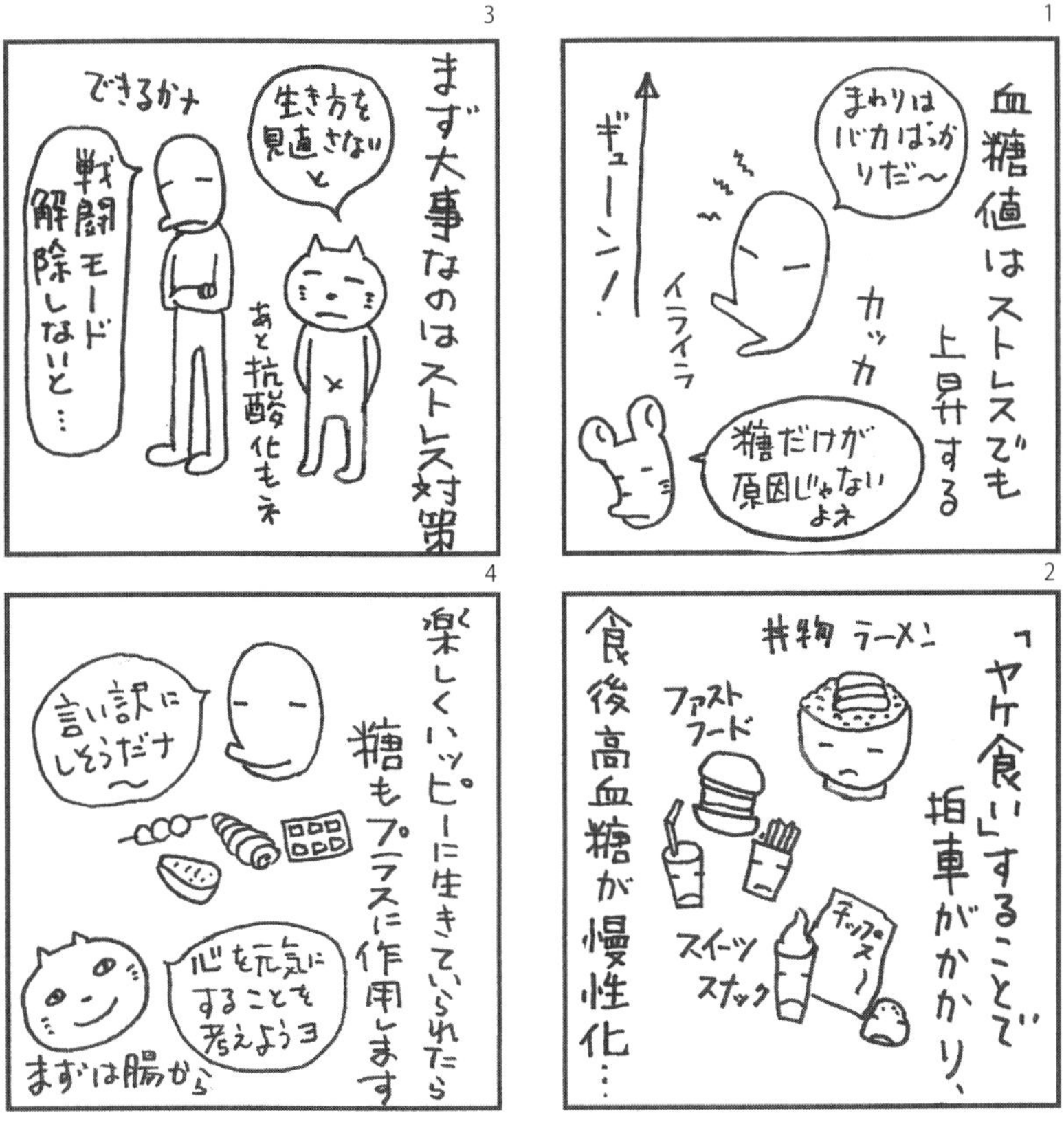
1
血糖値はストレスでも上昇する
まわりはバカばっかりだ～
カッカ
イライラ
ギューン！
糖だけが原因じゃないよネ
2
「ヤケ食い」することで拍車がかかり、
食後高血糖が慢性化…
丼物 ラーメン
ファストフード
スイーツ スナック
チップス～
3
まず大事なのはストレス対策
生き方を見直さないと
あと抗酸化もネ
できるかナ
戦闘モード解除しないと…
4
楽しくハッピーに生きていられたら
糖もプラスに作用します
言い訳にしそうだナ～
心を元気にすることを考えようヨ
まずは腸から

植物油が炎症を助長させてしまう

こうした植物との関わりでは、油の摂り方も重要になってきます。誤った摂り方をすると、炎症を起こす引き金になってしまうからです。

植物油には様々な種類がありますが、分子（脂肪酸）の結びつき方によって次の2種類に大きく分けられます。

- **オメガ3（α-リノレン酸）……炎症を抑える**
- **オメガ6（リノール酸）……炎症をうながす**

油の種類によって炎症を抑えたりうながしたり……ここでも大事なのはバランスだと言えますが、問題は市販の植物油のほとんどが炎症をうながす「オメガ6」を多量に含んでいるという点です。

大豆油、菜種油、紅花油、ごま油、コーン油……このあたりはすべてオメガ6系の油が豊富に含まれています。

これらの油をブレンドしたサラダ油も同様です。

こうした油を日常的に使っていると、炎症の火種はなかなかなくなりません。とりわけ問題なのは外食での摂取でしょう。

たとえば、仕事に追われて時間がない時など、ランチにカツ丼や天丼を急いでかき込むことは多くありませんか?

甘いものを口にする代わりに、ポテトチップスのような油で揚げたスナック菓子を食べることもあるはず。

ハンバーガーを頼めば、フライドポテトがついてきます。居酒屋に入ったら、唐揚げのような揚げ物を注文するでしょう。もちろん、マヨネーズもケチャップも植物油をたっぷり使っています。

さらに菓子パンにはマーガリンやショートニングが入っているでしょう。これらもオメガ6系の油を加工したもので、しかも、液状の油を固形にする過程でトランス脂肪酸が発生します。

トランス脂肪酸は、細胞の組成などに必要な脂肪酸と形が異なるため、過剰に摂ると体に様々な不具合が生じます※。
便利さや舌触りの良さを求めた代償は、すべて体に返ってくるわけです。

ストレスと食べ物の関係をもう一度見直そう

ジャンクフードが「体に悪い油」の温床であることが見えてきたと思いますが、問題になるのはやはりシチュエーションです。
リラックスして、楽しく食べている分にはいいですが、ストレスがたまっているような状況だったらどうでしょうか？　糖質の場合と同様、食べることで炎症がさらに増していくはずです。

ストレス食い　↓　オメガ6の過剰摂取　↓　炎症が助長され、体調が乱れる

植物油がこうした負のサイクルを後押ししている面もあるのです。ここから抜け出すため、油とどうつきあったらいいでしょう？

※ LDL コレステロールが増えることで動脈硬化のリスクが高まるほか、冠動脈性心疾患のリスクも上昇すると言われています。

まず知ってほしいのは、「セルフメンテナンスが進んでいくとメンタルが安定し、ストレス食いは徐々に減っていく」という点です。

個人差があることは言うまでもありませんが、「ちょっと我慢」が必要なのは、体質が変わっていくまでの間です。

まず揚げ物の摂りすぎに気をつけましょう。フライや天ぷらが食べたくなったら、時々外食でいただいてください。

油に含まれる脂質も、本来は体に必要な栄養素です。一切禁止してしまうのではなく、質のいい油を摂ることを考えたほうが体の欲求は満たしやすくなります。家庭で加熱調理に使う油は、酸化しにくく、オメガ6系を多く含まないオリーブ油やココナッツ油に切り替るといいでしょう※。

調理をする時間がつくれない人は、揚げ物の摂りすぎに気をつけつつ、オメガ3系のサプリメントで良質の脂質を補給してください。魚の油に多いＥＰＡ、ＤＨＡを含有したサプリメントがおすすめです。

※オリーブ油やココナッツ油は一番搾り（エクストラバージン）であることが最低限の目安。オーガニック認証（有機 JAS など）の有無も参考にして、良品を探してください。なお、EPA や DHA もオメガ3系の油にあたります。

「抗酸化」と「ゆったり呼吸」が自律神経を整える

植物との関わりは、食べ物だけにとどまりません。

私たちの体は、免疫系、神経系、ホルモン系という3つの働きの相互作用によって健康を保っています。

このトライアングルは恒常性（ホメオスタシス）と呼ばれ、3つの働きをバランスよく整えていくことがコンディショニングのカギになります。

本来、一体となって働いているものですが、この本の内容をふまえ、次のようにとらえるとイメージしやすいでしょう。

①免疫系　　腸デトックス　↓　基礎体力
②神経系　　抗酸化・呼吸　↓　ストレスケア
③ホルモン系　意識・リズム　↓　幸福感

この本で腸のコンディショニングを最初のステップにしたのは、①の免疫系を整え、まず基礎体力をつける必要があったから。

体が元気になれば心も安定する……心と体の土台を、微生物（腸内細菌）の力を借りて整えていくわけです。

基礎体力をつけることがステップ1とした場合、ステップ2で取り組んでほしいのが②の神経系のケアです。

抗酸化↓ストレスケアがカギになることはお伝えした通りですが、もう一つ大事なのが呼吸であり、ここには自律神経の働きが関わっています。


呼吸が大事と言われて、ピンと来ないでしょうか？

そう、呼吸によって取り込まれる酸素もまた植物が生み出したもので、私たちの生存に欠かすことができません。

しかも、呼吸は自律神経によってコントロールされています。

自律神経は、呼吸、消化吸収、排泄、ホルモン分泌、心臓の拍動など、無意識下の体の動きを担っている神経系を指します。

活動時に優位になる交感神経、休息時に優位になる副交感神経が対になって働い

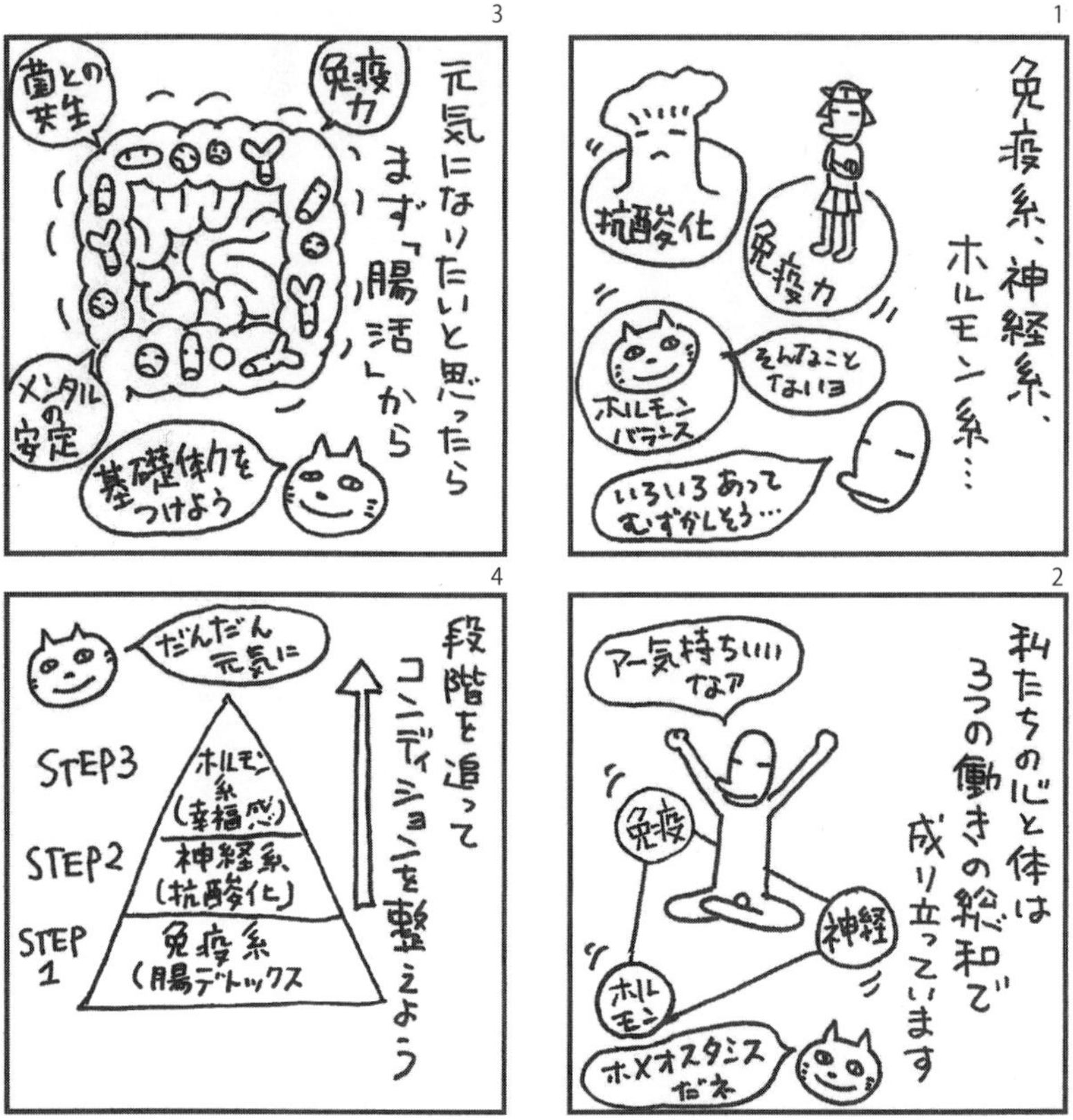
1
免疫系、神経系、ホルモン系……
抗酸化
免疫力
ホルモンバランス
そんなことないヨ
いろいろあってむずかしそう…
2
私たちの心と体は3つの働きの総和で成り立っています
アー気持ちいいいなア
免疫
神経
ホルモン
ホメオスタシスだネ
3
元気になりたいと思ったらまず「腸活」から
免疫力
菌との共生
メンタルの安定
基礎体力をつけよう
4
段階を追ってコンディションを整えよう
だんだん元気に
STEP3
ホルモン系（幸福感）
STEP2
神経系（抗酸化）
STEP1
免疫系（腸デトックス）

ていることは知っている人も多いでしょう。

ストレスが増すと交感神経の働きが過剰になるわけですが、そうした時、炎症レベルも上がっています。体のどこかでつねに炎症は起こっていますが、交感神経が過剰になるとそれが助長されるのです※。

逆に、ゆったりした呼吸、穏やかな気持ち、腸の働き……これらはすべて副交感神経が優位になることで生まれます。

こうして見ていくと、私たちは自律神経の働きを介して植物と深くつながりあっていることがわかるでしょう。

酸化ストレスを取り除く知恵をフル活用

抗酸化もストレスケアに不可欠ですが、ここに呼吸が加わるとセルフメンテナンスのレベルが格段に違ってきます。

そう、植物との関わりのなかで「癒し」が生まれるのです。

※前掲、村上正晃インタビュー「『炎症回路』の活性化が多くの病気の発症につながっています」(インターネット「Bio&Anthropos」所収 2017 年)参照。

イライラしてしまっている時、気持ちが焦っている時、ゆったりした呼吸をする余裕なんてないのが本当かもしれません。だとしたら、「ゆったり呼吸ができる状態をつくる」ことを考えてください。

ストレスケアが難しいのなら、食べることを通じて抗酸化を心がけていくと体がそうした状態に変わりやすくなります。

パフォーマンスを維持したいと思ったら、酸化ストレスを取り除くことを、とにかくこめまに実行すること。

ここまでお伝えしたように、そのカギは野菜や果物の摂り方にかかっています。栄養（ファイトケミカル）を摂ることはもちろん、「ホッと一息つける」シチュエーションも大事にしましょう。

お茶を飲むこと一つとっても、大事なのは意識の切り替えです。

どうしたらストレスが和らぎ、酸化が防げるか？　この感覚がつかめてきたら、食事と並行して呼吸法なども取り入れてください。

緑の多い場所に行って気分転換することも、もちろんストレスケアになります。

畑仕事やガーデニングを始めるのもいいでしょう。

お気づきかもしれませんが、ここに関わっているのもすべて植物です。

まず微生物、そして植物と様々な形でつながり、急がば回れでコンディショニングの質を上げていくこと。そうすればストレス耐性が自然につき、メンタルの安定感（落ち着き）も増していきます。

最後のホルモン系との関わりについては、次の章で解説していきましょう。ここがセルフメンテナンスの３つ目のステップになります。

ここまでのおさらい

腸活で終わりかと思っていたら、次はストレスケア なんだね。微生物と植物の体への関わりの違いもわかって、うまく整理できた気がするよ。野菜や果物がヘルシーだと言われている理由の多くは、抗酸化をいうのかもしれないね。

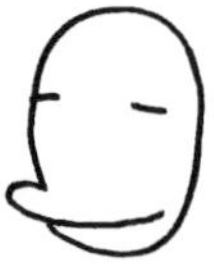

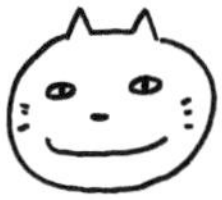

生よりもじっくり煮たり、発酵させたほうがファイトケミカルが摂りやすいというのも意外だったでしょ？　日本食（和食）の良さは「腸に優しく、抗酸化に優れている」という点にあると言えるよね。困った時は和食を意識しようよ。

みんな、植物から得られる恩恵を忘れているよね。心に余裕がなくなると、助けてもらっている存在が見えなくなるからなあ。そういう時はゆっくり呼吸して、自律神経を安定させ……、ああ、これも酸素を介して植物とつながっているわけだね。

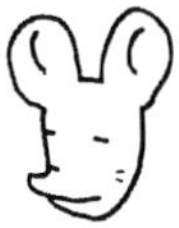

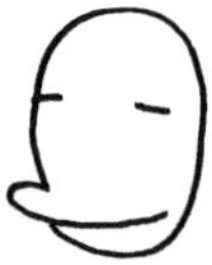

毎日毎日、いかにセカセカ生きているか、身につまされるね。その結果、酸化ストレスが増して、体じゅうで炎症が起き、病気をつくっているという。体をどれだけ傷つけて生きているかっていう話だよなあ。セルフメンテって、ホント奥が深いね。

第4章 ミトコンドリアが生き方を変える

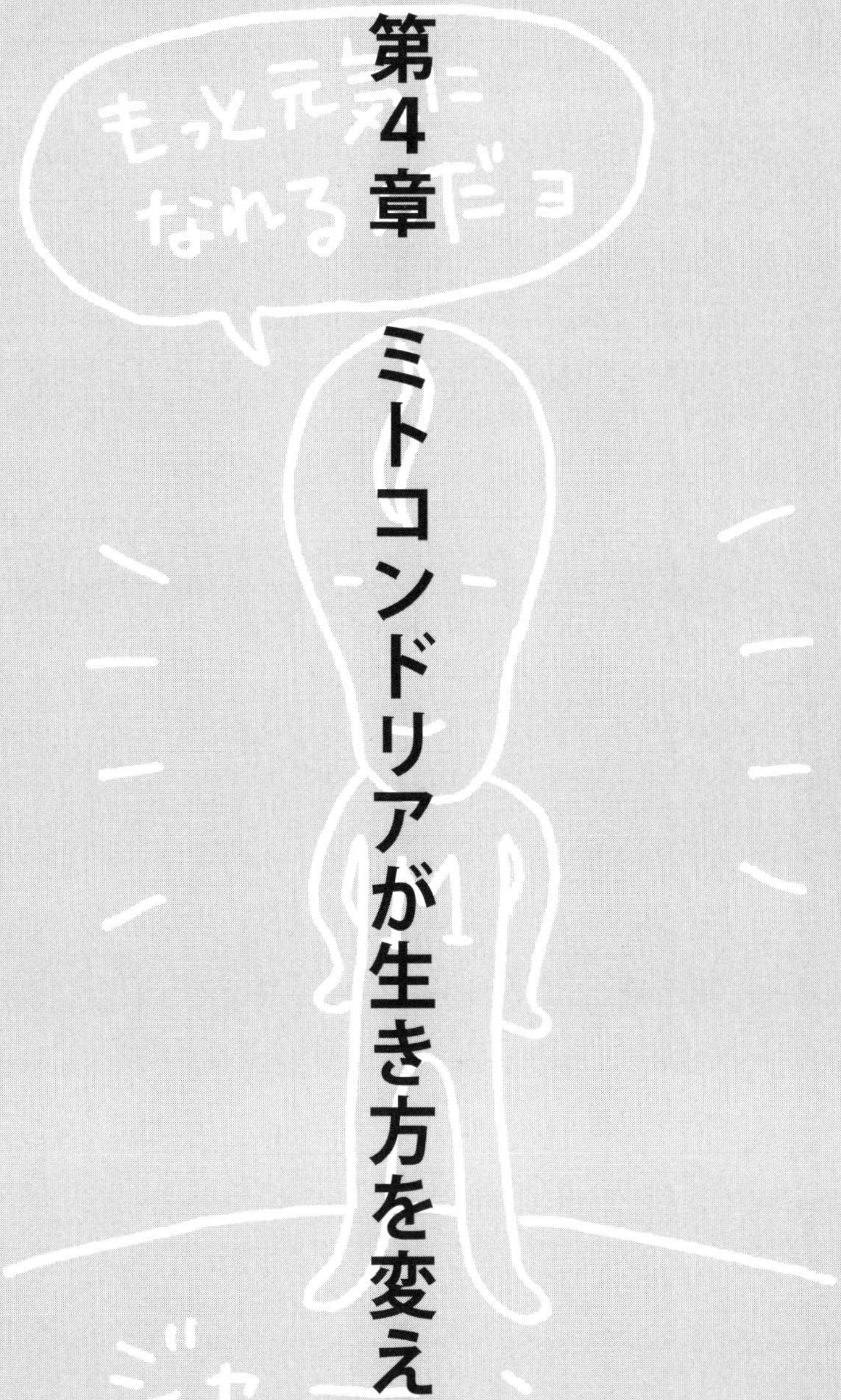

メンタルの強さは「ホルモン」で決まる

腸のコンディショニングと抗酸化によるストレスケア。

この二つが整ってくると、「疲れが抜けない」「体調を崩しやすい」といった体力面の問題はかなりカバーできるようになります。

感情の起伏も減り、メンタルも安定し、ポジティブ思考がうながされ……もうこれで問題ないと思うかもしれませんが、ヒトという生き物には、他の動物にはないポテンシャルが宿っています。


とりわけ重要なのが、様々なものを生み出す意識の力。

他の生き物は本能にセットされるままに生きていますが、ヒトは本能の枠からはみ出し、自らの感じる世界を無限に広げていく……クリエイティブな能力が生まれながらに備わっているのです。

シンプルに感性やセンスと呼んでもいいかもしれません。最近では、マインドフルネスという言葉が使われる機会も増えてきました。

セルフメンテナンスで元気になってきたら、それだけで満足せず、こうした感覚を磨くことを意識していきませんか？

そのために何を心がけたらいいでしょうか？

まず、前章で取り上げたホメオスタシス……免疫系、神経系、ホルモン系のつながりを思い出してください。感性やセンスが花開いた状態は、このうちのホルモン系の働きが重なり合ってきます※。

たとえば、ドーパミンのような脳内ホルモンが分泌されると、私たちは幸福感、自己肯定感を覚えるようになります。

同じ脳内ホルモンのセロトニンは安心感を生み出し、オキシトシンは愛情が湧きあがってくる源泉になります。

成長ホルモンのように睡眠中に分泌され、代謝をうながすホルモンもあります。

性ホルモン、甲状腺ホルモン、アドレナリンやコルチゾールなど内臓で分泌されるホルモンもよく知られているでしょう。

こうしたホルモンが正常に分泌されていれば、その分、心身は充実し、ごく自然

※ホルモンは、生命活動を活性化させる物質の総称。脳や臓器などで分泌され、血液を伝って全身の必要な場所に伝達されています。

にやる気がみなぎってきます。

メンタルというと脳の働きばかりが取り沙汰されますが、ホルモン系は個々が連動しながら心身を活性化させているのです。

心がけだけでは「ポジティブ思考」は難しい

たとえば、ドーパミンの分泌をうながそうと思ったら、通常、「プラス思考をする」「ワクワクすることを実践する」「笑顔を心がける」など、主にメンタルへ働きかけることがすすめられます。

それも大事なことですが、心と体の土台が整っていない状態でポジティブ思考を心がけてもうまくはいきません。

いわゆるポジティブ体質の人でも、生理的に不快な条件が重なっていけばネガティブな方向に傾くでしょう。

加齢とともに体の不調が増えてくると、その不快さに感情が引っ張られ、生き方や考え方が変わってしまうかもしれません。

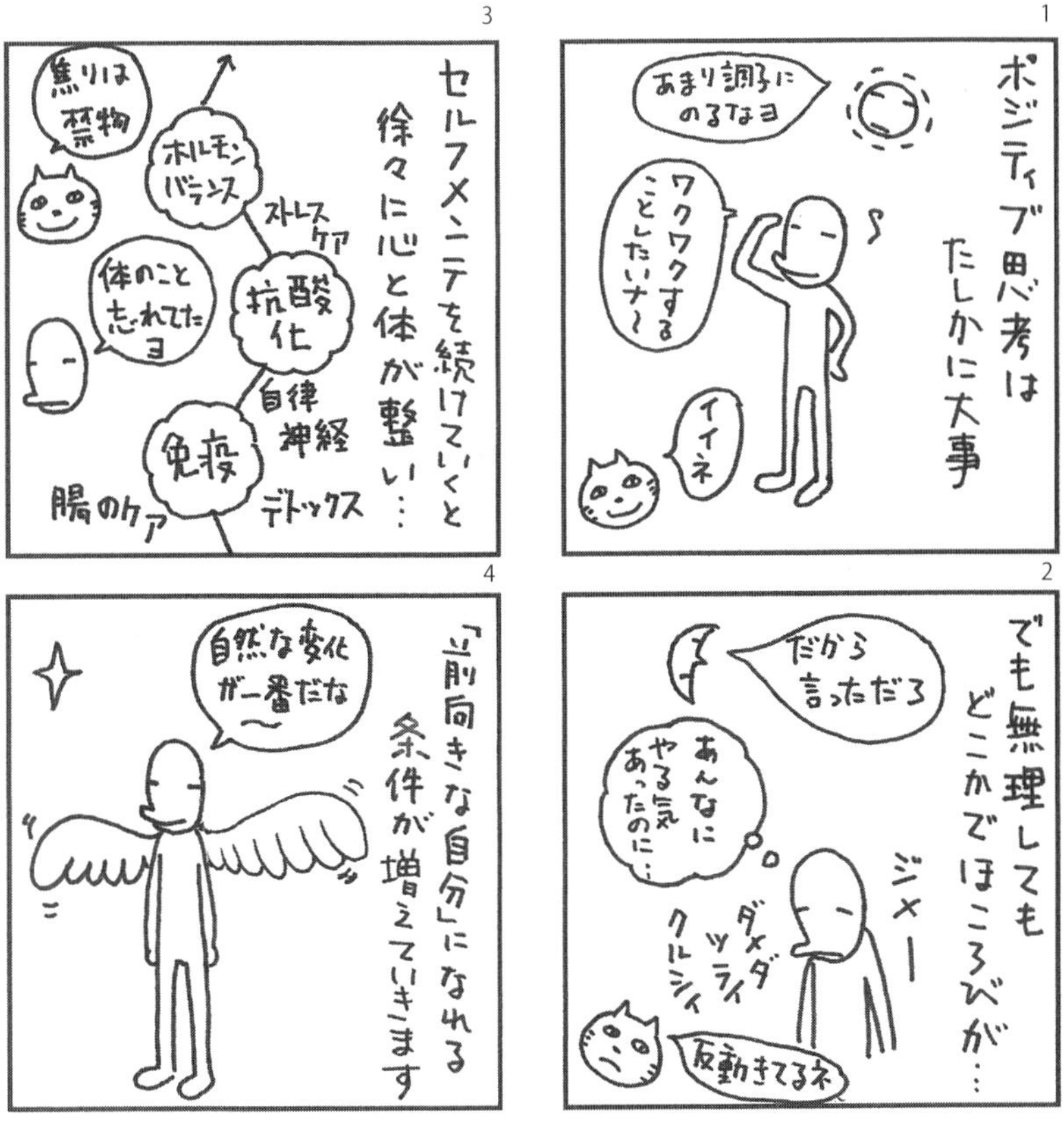
1
ポジティブ思考はたしかに大事
あまり調子にのるなヨ
ワクワクすることしたいナ〜
イイネ
2
でも無理してもどこかでほころびが…
だから言っただろ
あんなにやる気あったのに…
ジャー
ダメダ
ツライ
クルシイ
反動きてるネ
3
セルフメンテを続けていくと徐々に心と体が整い…
焦りは禁物
ホルモンバランス
ストレスケア
抗酸化
体のこと忘れてたヨ
自律神経
免疫
腸のケア
デトックス
4
「前向きな自分」になれる条件が増えていきます
自然な変化が一番だな〜

生まれ持った性格や心がけなどに頼らず、ホルモンバランスを整え、メンタルを強くすることはどこまで可能でしょうか？

ホルモンの原料になるのはタンパク質ですが、肉や魚を食べたところで都合よくホルモンの材料になるかはわかりません。

女性の生理周期に象徴されるように、ホルモンバランスは生体リズム※とも密接に関わりあっていますが、ここでは少し視点を変えてみましょう。

まず言えるのは、「ホルモン系はホメオスタシスの一部である」ということです。免疫系（腸のコンディショニング）、神経系（抗酸化と呼吸）を整えていけば、自然とホルモン系も底上げされていきます。

これまで見てきたように、この二つは食事の内容に影響を受ける割合が強いため、日常での調整が比較的容易です。

ホルモンバランスは変動が激しく、特に女性の場合、更年期になると不安定になりやすいところがあります。ここだけを意識してしまうと調整が難しいですが、そもそも体の働きの一部なのです。

※体温や血圧の変化、ホルモンの分泌量など、体に備わった一定の周期性（リズム）。詳しくは180ページ参照。

マインドフルネスは「ミトコンドリア」がカギ

もちろん、毎日の食事をアップグレードし、健康レベルを総合的に高めていくこともおすすめします。

カギを握っているのは、「細胞の機能性を高める」こと。

食べ物の消化を行う腸の粘膜も、免疫を担っている白血球も、体の酸化を防ぐ酵素も、様々な種類のホルモンも、さらに言えば、骨格も筋肉も、脳や他の内臓臓器も、すべて細胞から成り立っています。

細胞の機能性を高めていけば、免疫系・神経系・ホルモン系のトライアングルがさらに底上げされることになりますね？

いや、そもそも全身の細胞の一つ一つが活性化していけば、それだけで心身は充実し、ポジティブな状態になっていきます。

こうした細胞活性の原動力となるのが、細胞内のエネルギー製造工場として知られているミトコンドリアです。

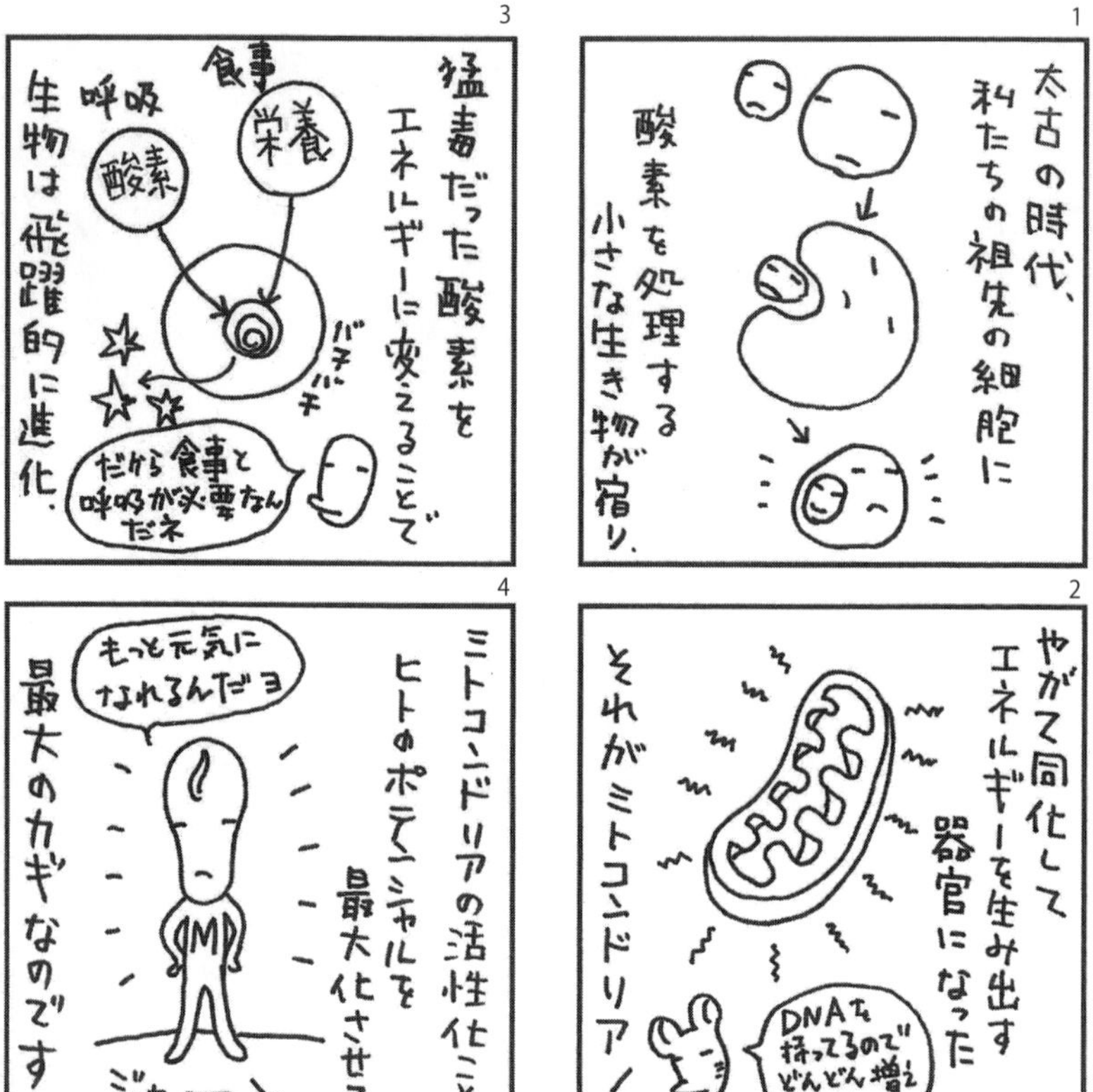
1
太古の時代、
私たちの祖先の細胞に
酸素を処理する
小さな生き物が宿り。
2
やがて同化して
エネルギーを生み出す
器官になった
それがミトコンドリア!
DNAを持ってるのでどんどん増えるヨ
3
猛毒だった酸素をエネルギーに変えることで
食事
栄養
呼吸
酸素
バチバチ
生物は飛躍的に進化。
だから食事と呼吸が必要なんだネ
4
ミトコンドリアの活性化こそ
ヒトのポテンシャルを
最大化させる
もっと元気になれるんだヨ
M
ジャーン
最大のカギなのです

ミトコンドリアを活性化させれば、細胞も活性化し、ホメオスタシスはさらに底上げされていくでしょう。

マインドフルネスのカギは、ミトコンドリアかもしれないのです。

植物の次は鉱物（ミネラル）を味方につけよう

では、ミトコンドリアとはどんな器官なのでしょうか？

私たちの細胞には、数百から数千ものミトコンドリアが糸くずのようにつながりながらうごめいていると言われています。

ミトコンドリアが担っているのは、食べ物の栄養素と呼吸から得た酸素をもとに活動エネルギーを生み出すこと。ミトコンドリアが働いているからこそ、私たちはこうしてものを食べたり、考えたり、歩いたり、コミュニケーションしたり……様々な生命活動が営めるわけです。

腸のコンディショニングは微生物、抗酸化は植物に助けてもらいましたが、ミトコンドリアを元気にしてくれるのは鉱物です。

鉱物？　そう言ってピンと来ない人も、ミネラルと言えばわかるでしょう。

ミネラルは栄養素の一つですが、自然界では道端に転がっている石と同じ無機質として存在しています。

細胞のなかに存在しているくらいですから、もちろんとても小さな石の粒です。

そんな石の粒がエネルギーを生み出すミトコンドリアをどう支えているのか？

次にミネラルとは何か、解説しましょう。

私たちの体は、無数の元素によって成り立っています。

ヒトの場合、水素、酸素、炭素、窒素という4つの元素が主に体の材料に使われていますが、カルシウム、マグネシウム、リン、カリウム、ナトリウム、鉄、亜鉛、銅などの元素も体には欠かせません。

ミネラルとは、こうした微量元素のことを指しています。

数で言えばごくわずか。にもかかわらず重視されているのは、生命活動に欠かせない酵素の働きと深く関わっているからです。

食べたものをバラバラに分解してエネルギーをつくったり、そのエネルギーで体の組織や器官を作り替えたり……こうした体内のスクラップ&ビルド＝新陳代謝には無数の酵素が関係しています。

私たちの体には数万にも及ぶ様々な種類の酵素が働いていますが、どの酵素の働きも単独では成り立ちません。

酵素にミネラルという元素が合わさって初めて機能するのです。

ミネラルが生命活動の根幹を支えている

たとえば、亜鉛は100種類以上の酵素に関わっているといわれています。マグネシウムはじつに300以上です。

こうしたミネラルの働く場所として、細胞内で活動エネルギーを生み出しているミトコンドリアも存在しています。

ミトコンドリアがエネルギーを生み出すプロセスはとても複雑で、様々な酵素が必要になりますが、これらの酵素を動かすのにもマグネシウム、鉄、亜鉛、銅、マンガンなどのミネラルが欠かせません。

また、エネルギーがつくられるたびに活性酸素が生み出されます。

この活性酸素を取り除くための酵素（抗酸化酵素）にも、亜鉛、銅、マンガン、鉄、セレンなどのミネラルが必要です。

こうしたミネラルは体内で合成できないため、食事から取り込むしかありません。取り込みが不十分だと酵素の働きが低下し、エネルギーを生み出す新陳代謝のプロセスに様々なトラブルが生じてしまいます。

ミネラル不足　↓　細胞・ミトコンドリアの機能低下　↓　病気・体調不良

体の不調は心の不調につながっていますから、、ミネラル不足の先にメンタルの低下が控えていることもわかるでしょう。

ここまでお伝えしてきた腸のコンディション低下、ストレスによる体の酸化、そしてミネラル欠乏……、こうした体の様々な不調和が重なり合うことで細胞レベルの活性度は低下していきます。

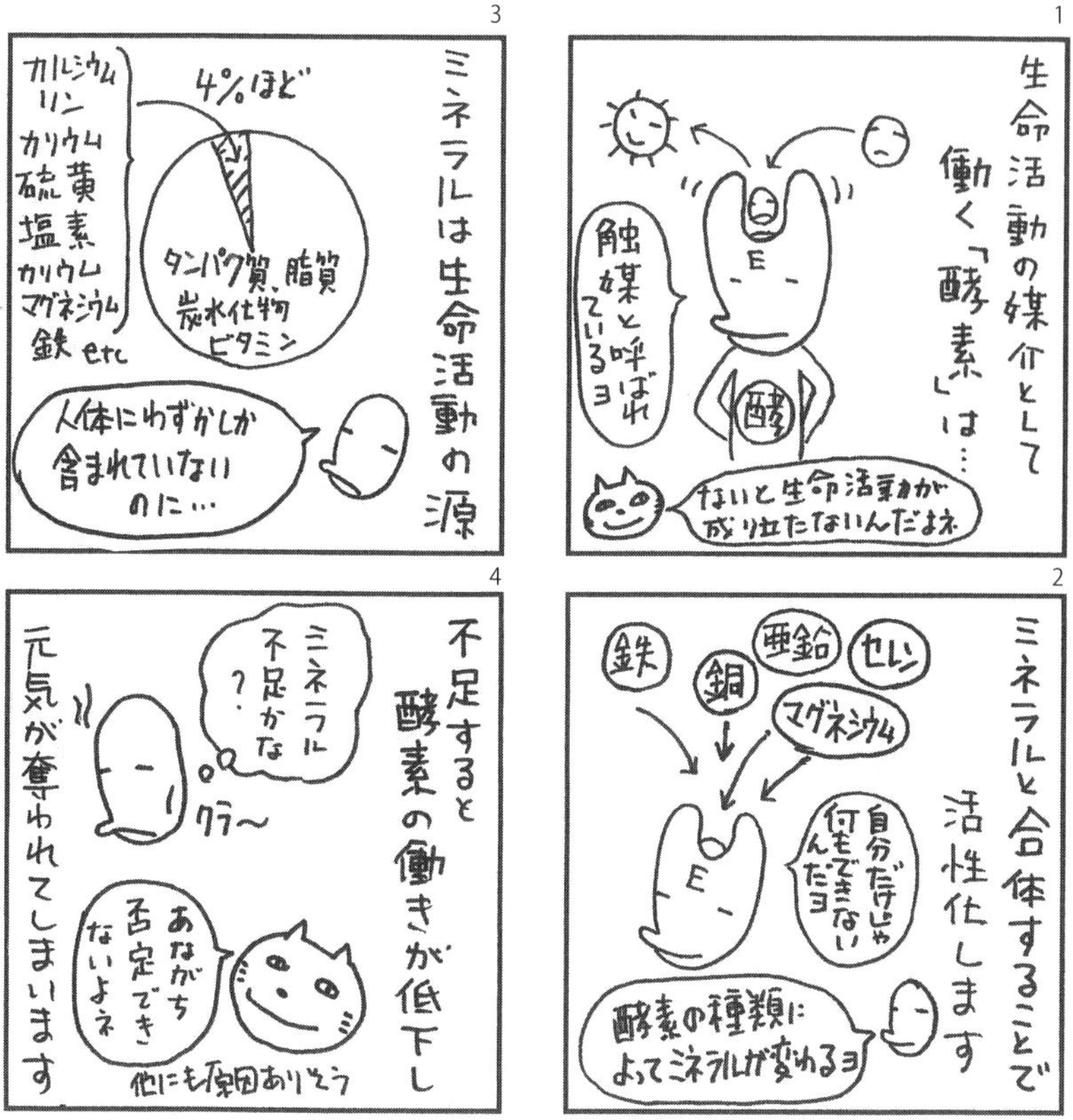
1
生命活動の媒介として働く「酵素」は…
触媒と呼ばれているヨ
E
酵
ないと生命活動が成り立たないんだよネ
2
ミネラルと合体することで活性化します
鉄
銅
亜鉛
セレン
マグネシウム
E
自分だけじゃ何もできないんだヨ
酵素の種類によってミネラルが変わるヨ
3
ミネラルは生命活動の源
カルシウム
リン
カリウム
硫黄
塩素
カリウム
マグネシウム
鉄 etc
4%ほど
タンパク質、脂質
炭水化物
ビタミン
人体にわずかしか含まれていないのに…
4
不足すると酵素の働きが低下し
元気が奪われてしまいます
ミネラル不足かな?
クラ～
あながち否定できないよネ
他にも原因ありそう

それは、「生命力の低下」と呼んでもいいかもしれません。
メンタルの低下は、生き物としての力の衰えと言ってもいいのです。

元気になれない根本原因は「土壌」と「海」にある

では、何を食べればミネラルが効果的に補給でき、ミトコンドリア↓細胞の活性化がうながせるでしょうか？

まず知ってほしいのは、「農業の近代化によって土壌のミネラルが大幅に減少してしまっている」という現実です。

植物は、土壌に含まれるミネラル（鉱物）を根から吸収することで生命を維持し、生長していきます。私たちはその植物を食べることでミネラルを取り入れ、生命を養ってきたわけですが、現実はどうでしょうか？

現在の農業では化学肥料を使うことが多いため、本来多様だった土壌のミネラルが窒素・リン・カリウムに偏ってしまっています。

大元にある土壌のミネラルが失われてしまっている以上、その土地で採れる野菜や果物が慢性的なミネラル不足であることは否めません。だとすれば、それを食べている人はどうでしょうか？

ピンと来ない人は、毎日の食生活を振り返ってみてください。

パン、ごはん、麺類……糖質でお腹をふくらますことばかり考えて、野菜を口にする機会自体少なくなっていませんか？

そもそも、こうした穀類の多くが精製されているはずです。

ミネラルは穀類のぬかやふすまの部分に多く含まれるため、精製して食べやすくしてしまうと摂取量が激減してしまいます。

だとすれば、ほとんどミネラルが摂れていないことになりますね？　土壌のミネラル不足を考えたら、野菜を意識して摂っているという人も、もしかしたら似たり寄ったりかもしれません。

これに加えて無視できないのは、「どんな塩を使っているか？」という点。

地球の表面積の7割を占める海にも豊富なミネラルが含まれています。この海のミネラルを凝縮させたものが塩であるわけですが、こちらも精製されることで大量生産の流れに組み込まれてきました。

海水からしょっぱさの成分（塩化ナトリウム）が取り出せれば、調味料として十分利用できると考えたのでしょう。

ただ、そうやって切り捨てられっていたもののなかに、私たちの生命を育む大事なエッセンスが詰まっていたのです※。

現代人は大地（土壌）からも海からも切り離され、その分、生物としての生きる力を失っていったのかもしれません。

日本人の「生命力」が4分の1に低下した理由

ここは大事なポイントなので、もう少し掘り下げてみましょう。

近代以降の150年ほどの期間で、日本の人口は3000万から1億2000万にまで膨れ上がりました。

増えた人口を養っていくには、その人口に見合った食料が必要になります。

※塩を選ぶ際は、ミネラルが豊富な自然塩がおすすめ。原材料表示に「イオン膜」「溶解」などの記載があるものは、塩化ナトリウム主体の精製塩になります。

農作物の質を保ったまま増産できればよかったですが、現実には効率のほうを優先せざるをえず、農業技術を改良し、なおかつ輸入を増やしました。生き延びるために大量生産に舵を切ったわけです。

必要に迫られて始めたことですが、大量生産に踏み切れば土壌のミネラルが減り、農作物に含まれるミネラルも減ります。家畜の大部分はトウモロコシや大豆などをエサにして育っていますから、同じようにミネラル不足になるでしょう。

もちろん、こうした野菜や肉を口にする日本人も、普通に生きて食べている限り、ミネラル不足からは逃れられません。

「人口が4倍に増えた分、食べ物の質は4分の1に低下した」と言ってもいいかもしれません。だとすれば、それを食べている日本人の生命力も4分の1に低下したことになりますね。

数字はあくまで目安ですが、ミネラルが生命活動の根幹を担っている事実をふまえたら、あながち否定できないでしょう。

生命力が低下しているということは、わかりやすく言えば、個としてのバイタリティーが落ちているということです。

心にも体にも余裕がない分、「困っている人のために」というモラルも低下し、社会全体がエゴイスティックになりがちです。

以前、解剖学者の養老孟司《ようろうたけし》さんに「寿命」をテーマに依頼した原稿に、次のようなことが書かれてありました※。


「いまの日本人は、自分の産生するエネルギーの40倍の外部エネルギーを平均して消費している」


石油や電気、ガス、原子力など依存するようになって、確かに便利になりましたが、要するにそれは、「一人の人間が生きていくのに40倍ものエネルギーが必要になった」ということです。

養老さんはこの事実をふまえつつ、「人の値打ちが40分の1に減ってしまった」と言いました。社会のインフラが整い、便利になった分、一人一人の存在価値が減退してしまったという指摘でしょう。

※養老孟司「『生きるためのあがき』の中で」(池田清彦監修・技術評論社刊『人の死なない世は極楽か地獄か』所収 2011年)

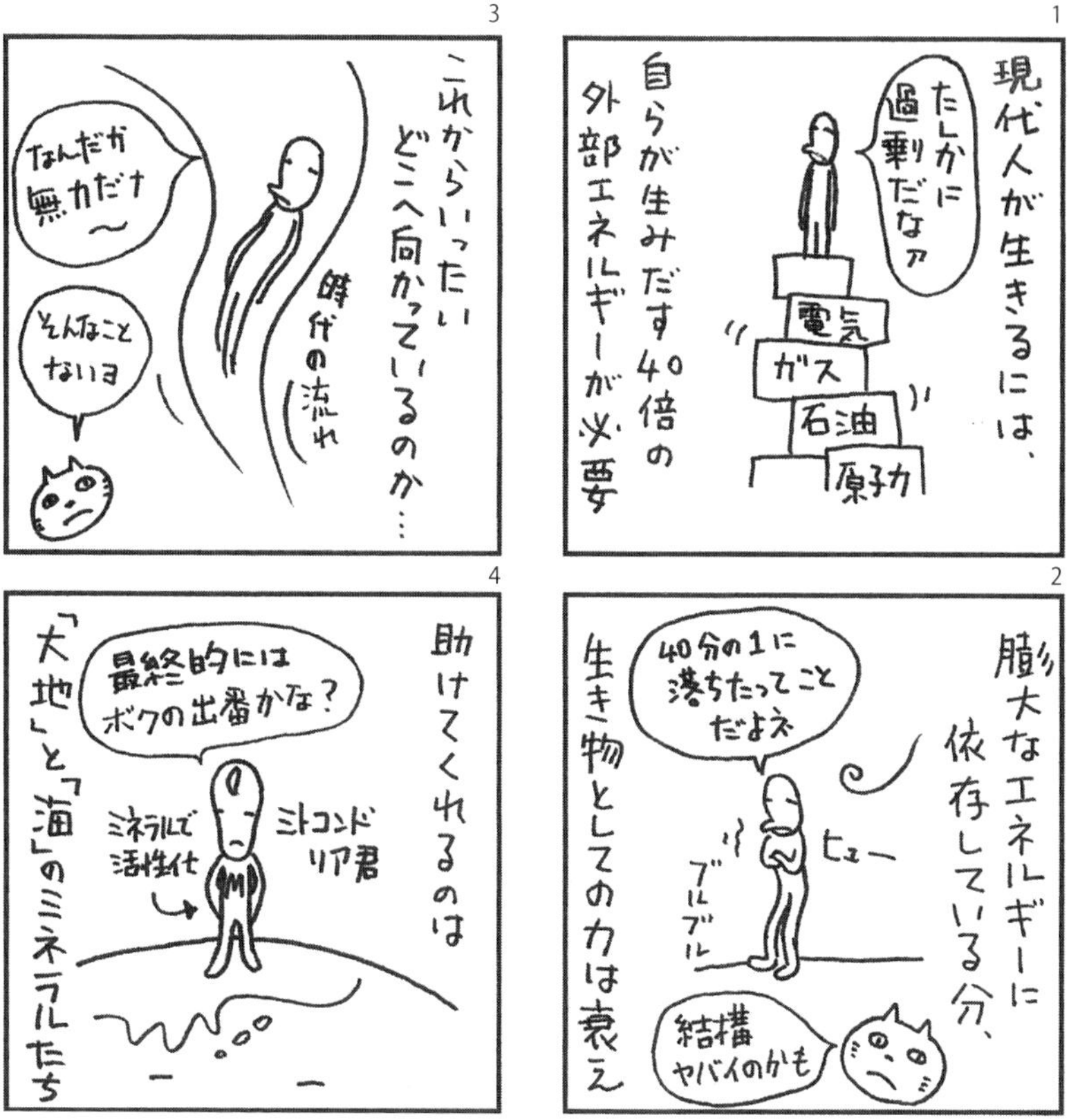
1
現代人が生きるには、
たしかに過剰だなァ
電気
ガス
石油
原子力
自らが生みだす40倍の外部エネルギーが必要
2
膨大なエネルギーに依存している分、
40分の1に落ちたってことだよネ
ヒュー
ブルブル
結構ヤバイのかも
生き物としての力は衰え
3
これからいったいどこへ向かっているのか…
時代の流れ
なんだか無力だナ〜
そんなことないヨ
4
助けてくれるのは
ミトコンドリア君
最終的にはボクの出番かな?
ミネラルで活性化
「大地」と「海」のミネラルたち

要するに、いまはそういう時代なのです。

おそらく戦後70年あまりの間に、食生活が変わり、ライフスタイルが変わり、環境が変わり……生物としてみた場合、便利さと引き換えに大事なものを失ってしまったというのが現実でしょう。

セルフメンテナンスに取り組むのであれば、「現代人の生命力は思っている以上に落ちてしまっている」ということを念頭に置くべきかもしれません。「生物として生存の危険水域に入っている」と理解したほうが失われたものの大きさが理解でき、取り戻そうという動機が生まれます。


その際に役立つのが、体の仕組みについての知識です。

逆説的な言い方になりますが、この百年ほどで科学が急速に進歩することで体の仕組みの全容はほぼ明らかになっています。

この本で取り上げたミトコンドリアも、腸内細菌も、抗酸化も、ホルモンバランスも、すべて新しい知識なのです。

どれも優秀な科学者が生涯をかけて探求し、次の世代にリレーされていくことで知識が厚みを増してきました。インターネットの普及により、情報を共有するネットワークも地球規模に拡大したでしょう。

こうした知識と経験則でわかっていた知恵を重ね合わせることで、より実効性のあるセルフメンテナンスが可能になってきたわけです。

変わるべきは世の中ではなく、まず自分です。有用な知識と知恵があれば、まず自分自身が変わっていけるでしょう。

もしかしたら飛躍的に変容できるチャンスかもしれません。

ミネラルの「慢性欠乏」は数値化できる

話が少し脱線してしまいましたが、「いまの食生活でどこまでミネラルが補えているのか?」、具体的に考えていきましょう。

気になる人は、まず体内のミネラル量がチェックできる「毛髪ミネラル検査」にトライすることをおすすめします※。

血液中のミネラルは毛髪に取り込まれるため、毛髪を成分分析することで全身の

※検査機関に毛髪を送ることで、主だったミネラルの過不足などがチェックできます(ら・べるびぃ予防医学研究所 http://www.lbv.jp)。

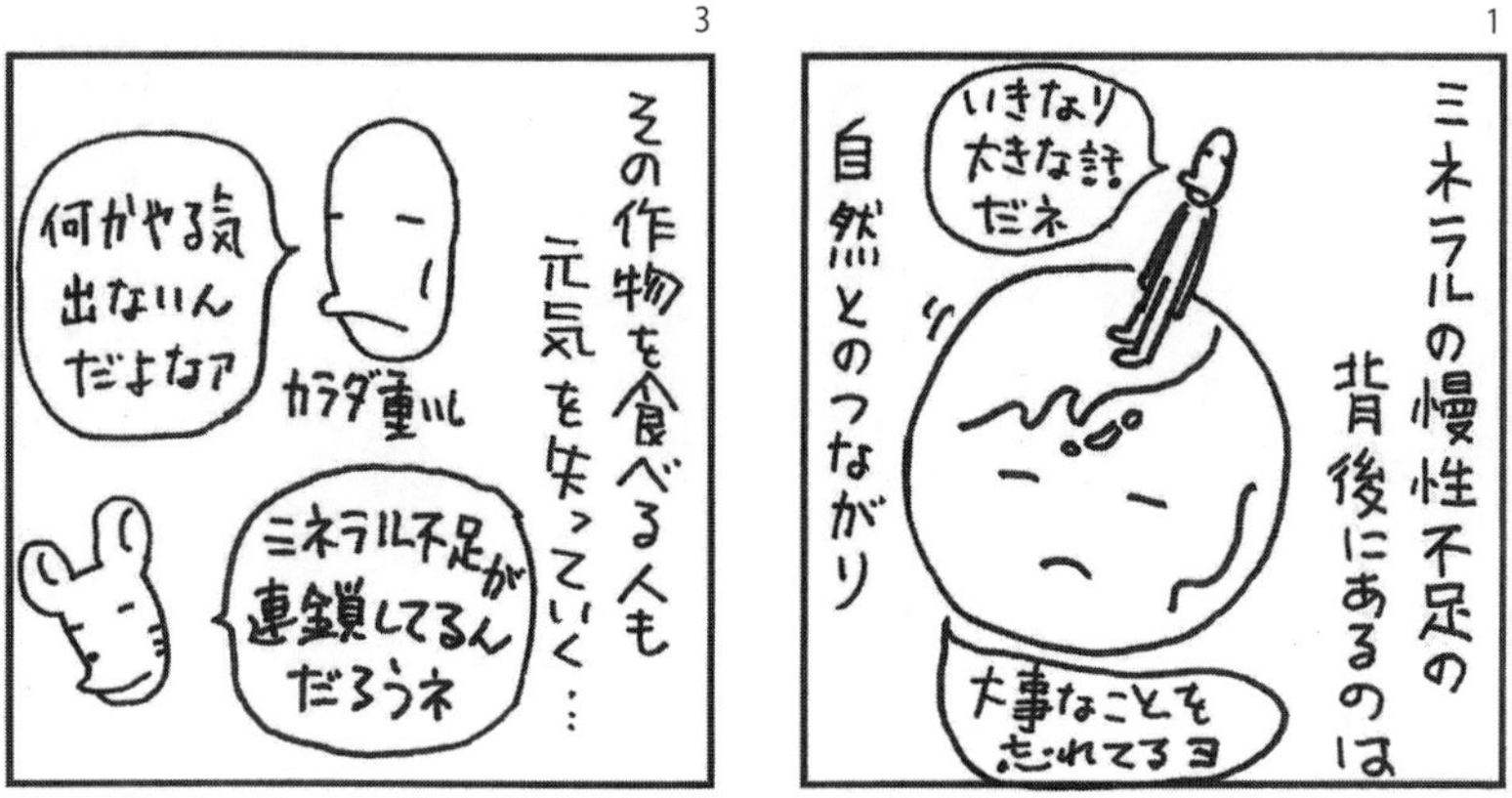
1
ミネラルの慢性不足の背後にあるのは
いきなり大きな話だネ
大事なことを忘れてるヨ
自然とのつながり
2
土壌のミネラル不足は作物の生命力を落とし
スミマセン
ドョーン
土が悪いんだヨ
生命には別条ないけどネ
化学肥料、さすがに使いすぎじゃないかナ
3
その作物を食べる人も元気を失っていく…
カラダ重いし
何かやる気出ないんだよなア
ミネラル不足が連鎖してるんだろうネ
4
セルフメンテナンスの目的は「生命力」の回復!
まず自分が変わらないと
環境問題の入口はカラダの中にあり

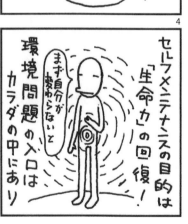

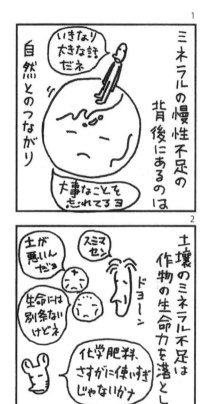

ミネラル量が推測できます。マグネシウム、カルシウム、カリウム、亜鉛、鉄、セレン、マンガン……調べてみると、このあたりのミネラルが慢性欠乏していることに気づかされるかもしれません。

特に亜鉛や鉄の不足は、気力・体力の低下に直結します。

亜鉛は酵素の働きを助けるだけでなく、性ホルモン（男性ホルモン、女性ホルモン）の生成にも欠かせません。生き物にとって性は生そのものですから、亜鉛が不足すれば生きる力＝活力がさらに奪われてしまいます。

鉄は血液中の酸素の運搬に関与しています。

鉄分が不足すると細胞に酸素が思うように運搬できず、エネルギーがつくれなくなるため、めまい、立ちくらみ、動悸などの貧血症状が現れます。こちらも活力＝エネルギー不足につながっていくでしょう。

また、ミネラル不足の人はカドミウム、鉛、砒素《ひそ》、ベリリウム、アルミニウムなどの有害ミネラルが逆に多いことがあります。

有害ミネラルは、本来は体を構成するのに必要のない元素をいいます。それが過剰に検出されるということは、環境汚染などの影響で知らない間に体内に取り込まれているということでしょう。

明確な因果関係はわからないところも多いですが、本来必要ない異分子が体に紛れ込んだら、不協和音が起こすのは当然です。

ファスティング（断食）によってデトックスできる可能性があるので、体調が気になる人はコンスタントに続けていきましょう。

前後に毛髪ミネラル検査をすれば効果が確認でき、ファスティングを継続していくモチベーションも上がっていきます。

多様なミネラルを「総合的」に補給する

もちろん、食事の改善も重要になってきます。

まずチェックしてほしいのは、精製した糖質（砂糖や小麦粉）を主体にした食事に偏っていないかどうか。

そこまで偏っているという意識がなくても、「白米のごはんが主食でおかずは肉類ばかり、野菜はほとんど摂れていない」という食事が多い場合、慢性的なミネラル不足を疑ったほうがいいでしょう。

といっても、不足しがちな成分をただやみくもに摂るのは逆効果です。

たとえば、「日本人はカルシウムの摂取量が足りない」といわれますが、サプリメントで補給しても、マグネシウムが不足しているとうまく取り込めず、かえって骨がスカスカになってしまう可能性があります。

塩に含まれるナトリウムも、カリウムの働きとセットになって、細胞の内側と外側の浸透圧をコントロールしています。

ナトリウムが過剰になると、細胞内にナトリウムと一緒に水分に入り込んで肥大化し、血管を圧迫することで高血圧が起きます。細胞内にカリウムが多いと、こうしたナトリウムを排出しやすくなります。

このようにミネラルの相互作用はとても複雑です。

体に必要だからと言って一つ一つの成分にあまりフォーカスしすぎず、総合的に摂ることを意識していきましょう。

たとえば、「植物ミネラル」「プラントミネラル」「鉱物ミネラル」などの名前で製品化されているサプリメントがあります。

農作物から十分なミネラルが補給できないのなら、「農地になっていない古い時代の土壌（地層）に残されているミネラルを抽出し、そのまま取り込んでしまおう」という発想から生み出されました。

数十種類の豊富なミネラルがまとめて吸収できるので、ミネラル補給の切り札として活用するといいでしょう。

また、様々な種類の成分が配合されたマルチミネラルにもいい製品はありますが、製法によって「天然由来」と「化学合成」に分けられます。

成分としてはどちらも同じですが、原材料の食品から成分を抽出した天然由来のほうが食品に近く、腸も吸収しやすいでしょう。

腸の吸収力が上がってきたら、こうしたサプリメントも取り入れ、細胞・ミトコンドリア活性をうながすといいでしょう。

「水素」はミトコンドリア活性の重要なカギ

ミネラルには分類できませんが、ミトコンドリアを活性化するという点では水素もとても大事な役割を担っています。

水素というと「酸素と結びついて水になる」ことはよく知られてますね。ミトコンドリアのエネルギー製造では、じつはこの「水素＋酸素↓水」というシンプルな化学式がカギを握っているのです。

ミトコンドリアという小さな器官が行っているのは、細胞に運ばれてきた栄養素（糖質や脂質）から水素イオンと電子を取り出し、呼吸によって取り込まれた酸素を結びつけ、水に変えるプロセスです。

こうした化学変化の過程でＡＴＰという物質が生み出され、これが分解されることで活動エネルギーがつくられます。

食べたものを分解しながら腸、血液、細胞、ミトコンドリアへと送り込む……この長いプロセスは、じつは食べ物から水素を取り出し、別経路で運ばれてきた酸素と結びつける工程でもあったわけです。

仮にこの複雑きわまるプロセスをショートカットし、水素を細胞に直接届けられたらどうでしょうか？

「水素水」を思い浮かべた人もいると思いますが、市販の水素水に含まれているのは水素分子です。ミトコンドリアで発生するのは水素イオンなので、活動エネルギーが一気につくられるようなミラクルは起きません。

ただ、こうした水素分子を取り込むことで、ミトコンドリアで発生した活性酸素を無害化できることがわかってきました。

もともと有害だった酸素を原料に使うことで膨大なエネルギーが生み出されるようになりましたが、その過程で生じた廃棄物（活性酸素）を処理しなければ健康を維持することができません。

前章ではファイトケミカルを抗酸化成分として取り上げましたが、水素は分子がとても小さいため、ビタミンCやファイトケミカルよりも吸収力が強く、その分、抗酸化力に優れているのです。

分子が小さい分、ペットボトルをすぐに通過してしまうため、水素を逃しにくい

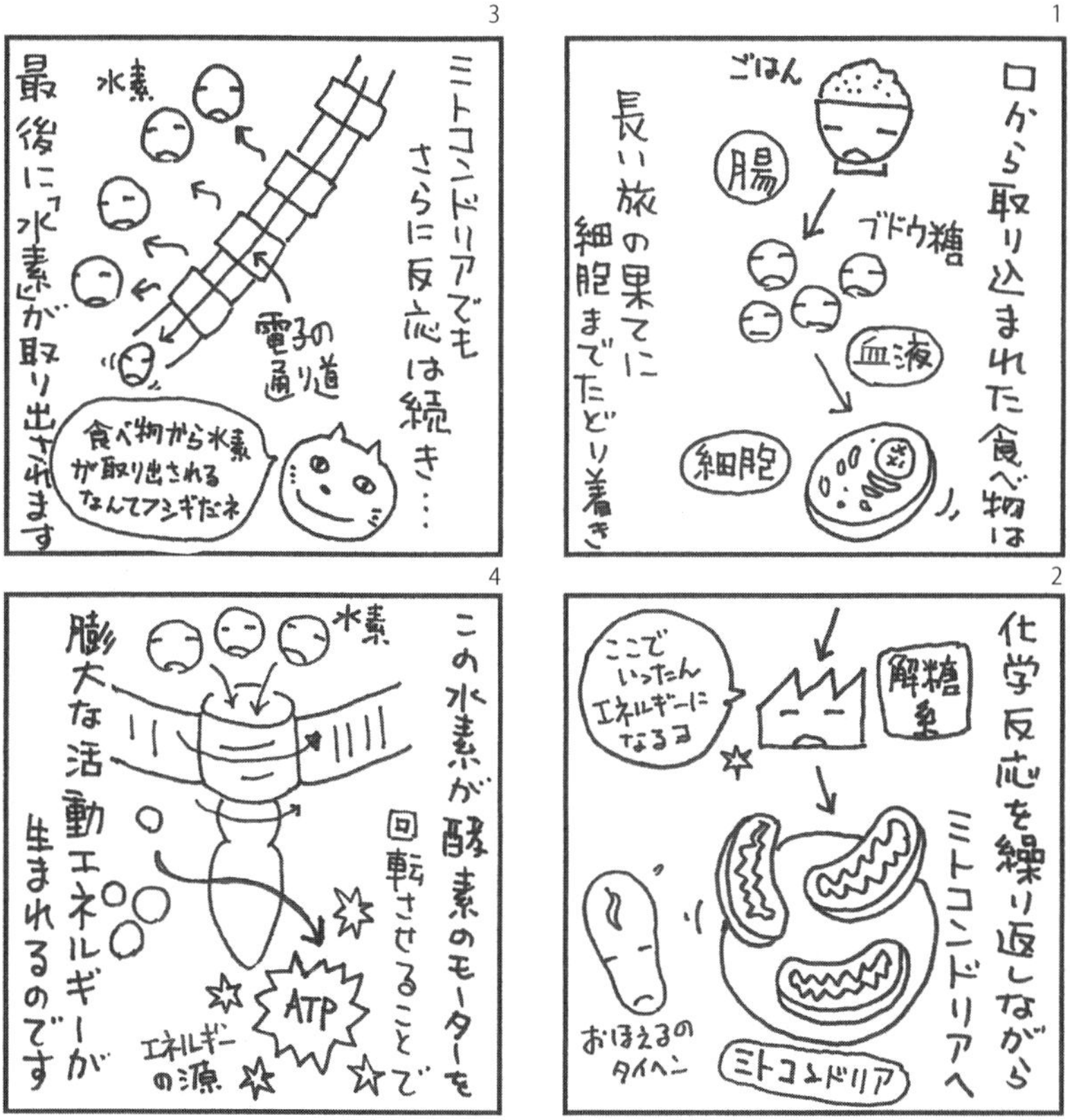
1
口から取り込まれた食べ物は
ごはん
腸
ブドウ糖
血液
細胞
長い旅の果てに
細胞までたどり着き
2
化学反応を繰り返しながら
ミトコンドリアへ
解糖系
ここでいったんエネルギーになるヨ
おほえるのタイヘン
ミトコンドリア
3
ミトコンドリアでもさらに反応は続き…
水素
電子の通り道
食べ物から水素が取り出されるなんてフシギだネ
最後に「水素」が取り出されます
4
この水素が酵素のモーターを回転させることで
水素
ATP
エネルギーの源
膨大な活動エネルギーが生まれるのです

アルミパウチのタイプなどが販売されています。サプリメントのなかにも信頼できるものがいくつかあります。

また、水素分子（水素ガス）を吸引する機器も一部の医療機関、治療院などに導入されはじめています。とりわけ医療分野では研究が進み、心配停止後の蘇生などに効果が見られるようです。

本格的な普及はまだこれからですが、ミトコンドリアの研究者である太田成男《おおたしげお》さんは、「水素が手軽に活用できるようになることで、医療の分野にパラダイムシフトが起こる」と語っています。もちろん、そうなれば抗酸化や細胞・ミトコンドリア活性は飛躍的に進むでしょう。

「動物性タンパク質」を賢く摂る秘訣とは

ミネラル不足が解消されてくると、これまで以上に体が軽やかになり、全身にエネルギーがみなぎってくる感覚が得られます。

このみなぎってくる感覚は、細胞活性のイメージそのもの。心に余裕が生まれ、プラス思考も生まれやすくなります。

それは、タンパク質を摂取する場合も同様です。

食べ物に含まれるタンパク質は腸でアミノ酸に分解され、細胞内に運ばれることでタンパク質に再合成されます。

ミトコンドリアでつくられるエネルギーによって体の材料＝タンパク質が日々つくられているわけですが、そもそもミトコンドリア自体、タンパク質（アミノ酸）を材料にしてつくられています。

ミトコンドリアで働く酵素もタンパク質が原料ですし、もっと言えば、細胞そのものがタンパク質からできています。

一般的には、タンパク質が豊富な肉、魚、卵、豆類などを摂取していくとエネルギー代謝がスムーズになり、細胞のターンオーバーが進むといわれています。

古い細胞が新しい細胞に切り替わるのが、ターンオーバーの働きです。それは体のなかでつねに起こっていますが、材料になるタンパク質が不足しているとあまりスムーズには進まなくなります。

若さと健康を保つためにも上手に摂取していきたいところですが、注意してほしい点がいくつかあります。

一つは腸との相性の問題です。

肉に含まれるタンパク質（動物性タンパク質）は、腸内の悪玉菌のエサになりやすいリスクがあるからです。

腐敗も発酵も菌たちの分解作用という点では同じ現象ですが、動物性タンパク質は腐敗を起こす方向に働きます。インドール、スカトール、アンモニアといった様々な有害物質が分泌されることで腸内環境が悪化し、代謝が阻害されるため、ベストなコンディションが保ちにくくなります。

便が臭くなるのは、腸内で腐敗が起きている証拠です。

そこにはストレスも関わっていますから、「肉を食べたら必ず腐敗が起こる」とは言えませんが、結果がすべてを教えてくれます。

実際、腸のコンディションが整ってくると便はあまり臭わなくなり、免疫活性がうながされることで体は元気になっていきます。

食生活に関しても、五感が目覚めてくることで、スーパーなどで売っている肉の臭いが気になりはじめます。

ファストフードのハンバーガーなども同様です。

食べると腸内腐敗が起こることがわかってくるため、安いからと特売の肉に手を出すことは自然と減っていくかもしれません。

「糖質制限」を手放しにすすめられない理由

たとえば、糖質制限を続けていくと、糖の摂取が減っていく分、肉類の摂取が自然と増えていくでしょう。

食後血糖値の上昇を抑える手っ取り早い方法かもしれませんが、ここまでの話からわかるようにリスクもあります。

質のいい肉を選ぶことでこうしたリスクが軽減し、タンパク質摂取による本来の効果も得られやすくなりますが、だからと言って、放牧牛の肉（グラスフェッドビーフ）ばかりを毎日食べるのは難しいでしょう。

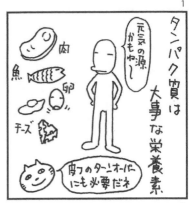

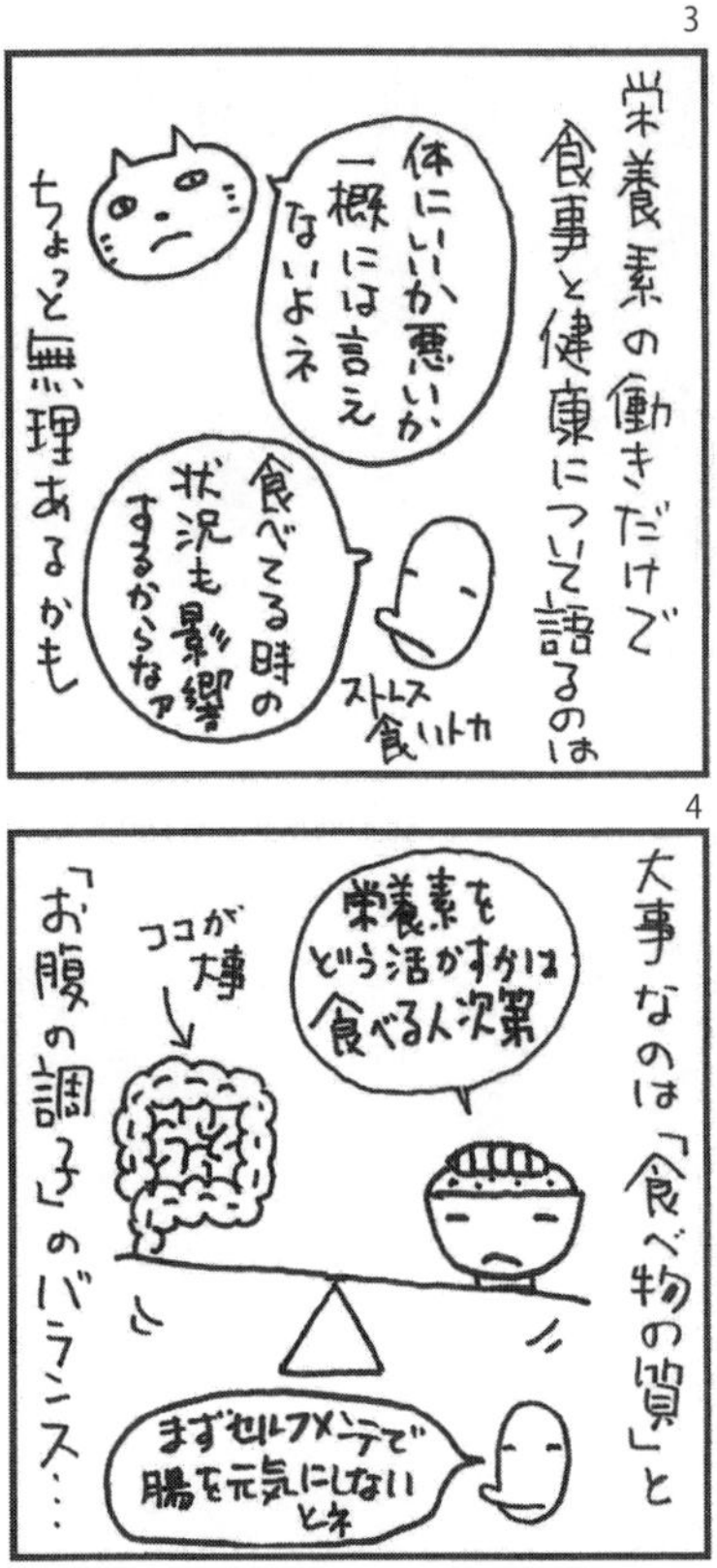
タンパク質は大事な栄養素
元気の源かもね〜
肉
魚
卵
チーズ
皮フのターンオーバーにも必要だネ
ただ肉や魚は酸化しやすく
腸内腐敗の原因になることも…
もう腹一杯!
ゲプ
クサイ時は要注意
ハンバーグステーキ
素材の質とかなり左右されるよネ
栄養素の働きだけで食事と健康について語るのは
ちょっと無理あるかも
体にいいか悪いか一概には言えないよネ
食べてる時の状況も影響するからなァ
ストレス食いトカ
大事なのは「食べ物の質」と
「お腹の調子」のバランス…
栄養素をどう活かすかは食べる人次第
ココが大事
まずセルフメンテで腸を元気にしないとネ

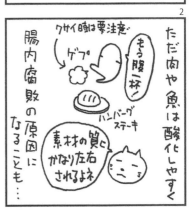

いろいろな意見はありますが、ここは栄養学が語っているように「糖質、脂質、タンパク質をバランスよく摂る」のが一番。

特に腸のコンディショニングからセルフメンテナンスをスタートする場合、「納豆や豆腐を含めた豆類をタンパク源に加えつつ、お腹の反応を見ながら肉や魚を取り入れていく」のがベターでしょう。

いずれにせよ、大事になるのは体の反応です。

腸のケアを継続しながら、タンパク質を摂った時の体（お腹）の反応をチェックしていくと、「どんな食材から、どれだけの量をとればいいのか？」、自分なりの摂り方が見つかっていきます。

腸という土壌が整ってくれば食べ物に対する許容力も上がっていき、多少ジャンクなものを口にしてもうまく消化できるようになります。

肉も魚も野菜も、本当は好きに食べていいのです。スイーツだって、決して「体に悪いもの」ではありません。

体を少しずつ整え、「好きに食べても元気でいられるコンディション」をつくっていくことを考えていきましょう。

細胞活性が進んでいくと、「あれを食べてはいけない、これを食べてはいけないと」と神経質になることは減っていき、あまり意識しなくても質のいいものを選ぶようになっていきます。

「アミノ酸サプリ」も細胞活性につながる

タンパク質を効率よく補給し、細胞活性をうながすという点では、アミノ酸のサプリメントもおすすめです。

通常、タンパク質は腸でアミノ酸に分解され、小さな分子の状態で吸収されていきますが、腸のコンディションが悪ければ消化吸収が妨げられ、効率よく体の材料に換えていくことは難しくなります。

アミノ酸のサプリメントの場合、腸からそのままアミノ酸が吸収されていくため、こうしたリスクが最小限で済みます。

「ちょっと元気が出ないな」と感じた時、ドラッグストアなどで売っているアミノ酸のサプリメントを補給してみてください。

飲んですぐに活力が湧いてくる体感があるとしたら、タンパク質が慢性的に不足している可能性があります。こうした人はサプリメントをうまく活用しつつ、食事の内容を見直すようにしてください。

その時の腸のコンディションにもよりますが、肉や魚の摂取量を意識的に増やし、体の反応をチェックするのもいいでしょう。


もちろん、食事だけで体の求める栄養を補うのは難しいことです。

ミネラル同様、良質のアミノ酸サプリメントを継続して取り入れていくと、エネルギーがみなぎり、細胞活性が体感できます。

タンパク質の補給は面倒なところが多いので、アミノ酸のサプリメントを活用したほうがセルフメンテナンスはしやすいかもしれません。

ミネラルとアミノ酸、この二つを効果的に取り入れることで、セルフメンテナンスは完成形に近くなっていきます。

お腹を温めるとミトコンドリアが元気になる

ミトコンドリアを活性化させるミネラル(鉱物)は、食べ物だけにとどまりません。

ここからは視野を広げ、細胞・ミトコンドリアを活性化する日常の過ごし方について考えていきましょう。

たとえば、天然の鉱石やセラミックに熱を与えると遠赤外線の作用で体が温まることが知られています。

体が温まると活動しやすくなるのは、エネルギーを生み出すミトコンドリアの働きが温度に左右されるからです。

基礎体温は36・5〜37度が最適とされていますから、36度以下の低体温ではミトコンドリアの働きも制限されます。

該当する人は、まず体を温めることを考えていきましょう。

入浴したり、サウナや天然温泉を利用したりすることもおすすめできますが、基本となるのはお腹を温めることです。

哺乳動物の場合、体温を維持するために内臓の細胞にミトコンドリアが多く集まっていることが知られています。

食べ物をエネルギーを変える際に放出される熱が体温のベースになりますから、腸が元気で、消化がスムーズであるほど体温は上がるのです。

食事も大切ですが、体の外側から温めることも考えてください。ミネラルという栄養素のイメージがありますが、鉱物としてとらえると人の健康に様々な形で寄与していることが見えてくるでしょう。

体を温めるもう一つのメリットは、ヒートショックプロテインというタンパク質を活性化させる点にあります。

ヒートショックプロテインは、熱ストレスによって増加し、ストレスなどで傷ついた細胞を修復することが知られています。

このほかにも免疫力を強化したり、炎症を抑えたり、タンパク質合成がうながしたり……効果は多岐にわたっています。わかりやすく言えば、体を温めるだけで細胞が元気になっていくわけです。

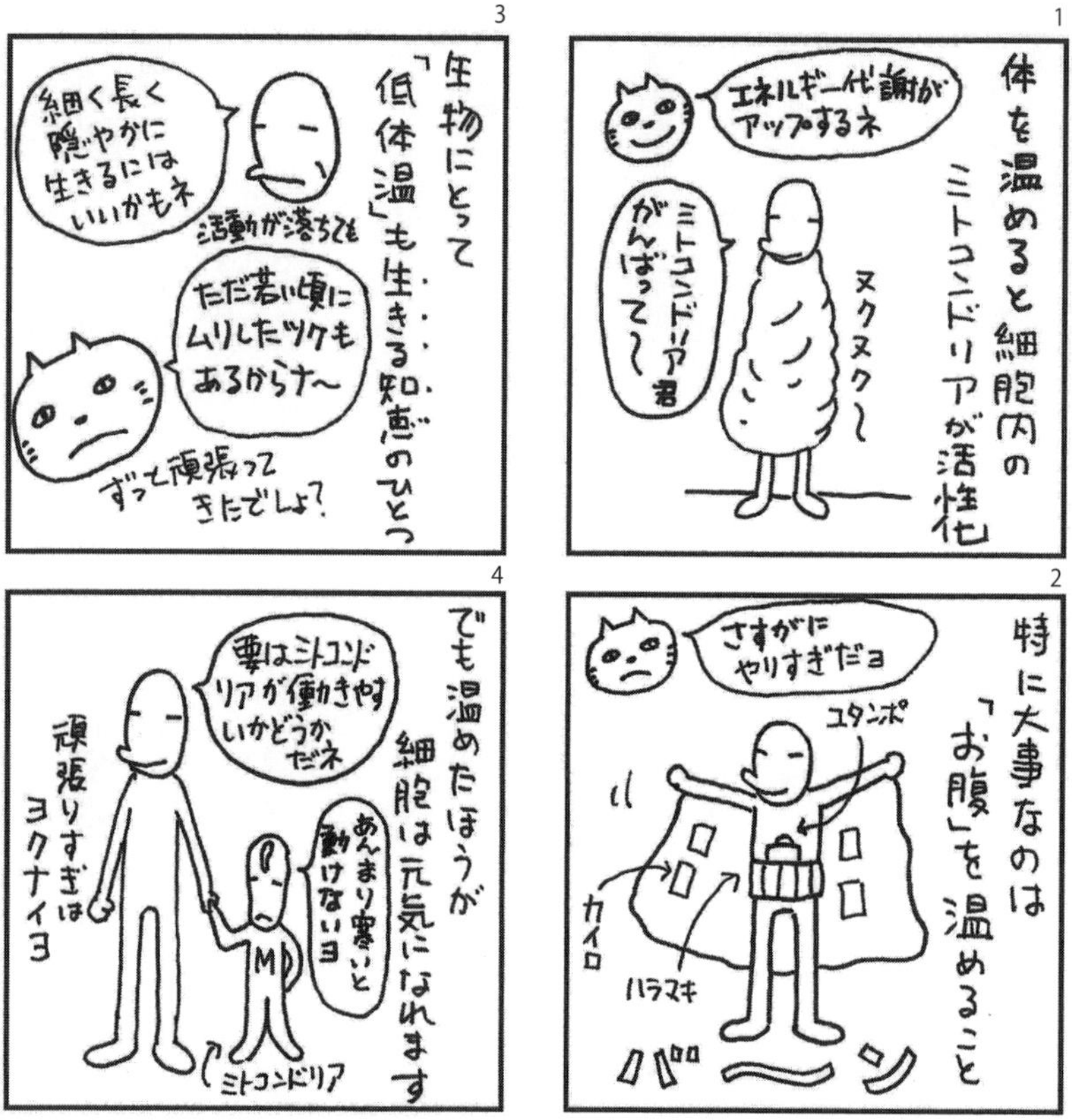
体を温めると細胞内のミトコンドリアが活性化
エネルギー代謝がアップするネ
ミトコンドリア君がんばって〜
ヌクヌク〜
特に大事なのは「お腹」を温めること
さすがにやりすぎだヨ
ユタンポ
カイロ
ハラマキ
バ〜ン
生物にとって「低体温」も生きる知恵のひとつ
細く長く穏やかに生きるにはいいかもネ
活動が落ちても
ただ若い頃にムリしたツケもあるからナ〜
ずっと頑張ってきたでしょ？
でも温めたほうが細胞は元気になれます
要はミトコンドリアが働きやすいかどうかだネ
あんまり寒いと動けないヨ
頑張りすぎはヨクナイヨ
ミトコンドリア

実際、体が冷えれば代謝は落ち、元気は失われていきます。体調不良が慢性化しても、慣れてしまうと自覚しにくくなるので、基礎体温を図り、数値として体の状態を把握することも心がけてください。

まずおすすめしたいのは、入浴による体温アップです。

40度前後のお風呂に15〜20分ほど入るだけでヒートショックプロテインが増加することがわかっています※。

平熱が35度台の低体温の人は、食事の改善を心がけつつ、まずじっくり入浴することを習慣にするといいでしょう。

注意したいのは、入浴後の保温を心がけるということ。

入浴後に最低でも10分、37度以上の体温を保つようにすると、ヒートショックプロテインが増えるといいます。すぐに冷たいものをがぶ飲みしたりせず、ポカポカした状態を保つようにしてください。

※ヒートショックプロテイン入浴法（HSP研究者伊藤要子のホームページ https://www.youko-itoh-hsp.com/）を参照。

「頑張りすぎない運動」をコツコツ続けよう

体温を上げ、ミトコンドリアを活性化させるもう一つの方法は、体がほどよく温まるような「適度な運動」です。

あまり頑張りすぎない程度に体を動かすだけでミトコンドリアの数が増え、活性化することがわかっています。

運動不足を解消しようと、つい頑張りすぎていませんか?

筋肉は、筋繊維の違いによって「赤筋」と「白筋」に分けられます。ミトコンドリアが多く集まっているのは赤筋のほうで、おもに体の内部にあるインナーマッスル(深層筋)を構成しています。

ウェイトトレーニングで大きくなるのは白筋であり、こちらは外側の筋肉をつくっています。筋肉を大きくしても増えていくのは白筋が中心で、ミトコンドリアが活性化するとは言えません。

それよりも、ヨガや太極拳のように呼吸を取り入れた軽度の有酸素運動を取り入れることを考えてください。

ミトコンドリアの多い細胞は酸素を必要とするため、ゆったり呼吸しながら体を動かすだけでもエネルギーは十分生み出され、細胞は活性化されます。ヒートショックプロテインも増え、お腹の体温も上がりやすいでしょう。

誰でもすぐにできる運動としては、ウォーキングもおすすめです。

群馬県中之条町の65歳以上の高齢者5000人の日常の活動を13年間にわたって追跡調査した結果によると、「一日8000歩・20分の早歩き」が病気を予防し、健康を維持する最適の活動量であるといいます※。

逆に言えば、それ以上の激しい運動を頑張って続けても、むしろリスクがついてまわる可能性が高いということです。

一日8000歩というと1時間以上かかる計算になりますが、その半分の4000歩、時間にして一日30分のウォーキング＋5分程度の早歩きでも、うつ病に対する改善効果があることがわかっています。

統計レベルでうつの改善が見られるということは、意識して体を動かすだけでも

※青柳幸利『実践編　「中之条研究」で実証された 医療費削減の効果が得られる日常身体活動の量と質』を参照。

メンタルは整いやすくなるということでしょう。

ウオーキングは最強の健康法&メンタルケア

大事なのは、無理なく習慣にしていくことです。

携帯電話のアプリケーションに歩数計がついているので、こまめにチェックしていくと一日の平均的な歩数が把握できます。一ヶ月単位で平均5000歩を目指すくらいがいいでしょう。

あまりたくさん歩けない日もあると思いますが、そうした時は別の日に歩く時間をつくり、不足分を埋め合わせてください。休日に郊外に足を運び、1時間以上、ゆっくりウオーキングするのもおすすめです。

歩くことは体を温めることに加え、ホルモンバランスを整え、メンタルを上向きにさせる効果があります。

多少の悩み事があっても歩くことでスッキリするのは、ドーパミンやセロトニンが分泌されやすいからです。

もちろん、インスピレーションも浮かびやすくなるでしょう。

これに加え、歩きながら陽の光を浴びることで、骨の生成をうながすビタミンDも生成されやすくなります。

「骨がある」という言葉があるように、骨は精神性とも深く関わっています。足腰をきたえる習慣をつけることは、ここ一番で踏ん張れる「胆力」を養っていく基礎にもなるのです。

まずはしっかり歩きましょう。歩くことは最強の健康法であり、メンタルケアであることが実感できるはずです。

ここまでのおさらい

メンタルをもっと強くしたいなあと思っていたけれど、まず体を整える準備が必要だったんだね。いきなり頑張っても、確かにうまくいかないかも。腸活やって、ストレスケアに取り組んで、そのうえでマインドフルネスかあ。

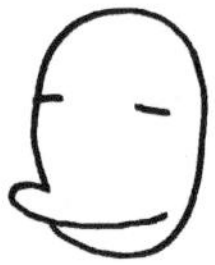

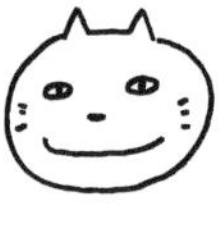

ホメオスタシス（恒常性）を意識すると、腸活は免疫系、抗酸化（ストレスケア）は神経系、メンタルはホルモン系につながっていることが見えてくるよ。マインドフルネスは、セロトニンやドーパミンなど脳内ホルモンの活性化が関わってくるからね。

セルフメンテナンスの最終ステップとして、ミトコンドリアも登場するね。腸活、抗酸化で心と体が整ってきたら、細胞→ミトコンドリア活性でレベルアップが理想だと思うよ。サプリメントの効果もかなり出てくるよね。

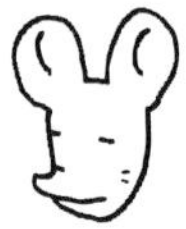

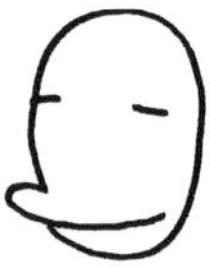

食事の大切さが生き方につながっていくとは思わなかったなあ。好きなことを見つけ、夢を叶えていったり、心と体の土台がつくれると思いが実現しやすくなりそうだね。運動、温め、呼吸など、いろいろ試したいことも出てきたよ。

第5章 強く、優しく生きるために

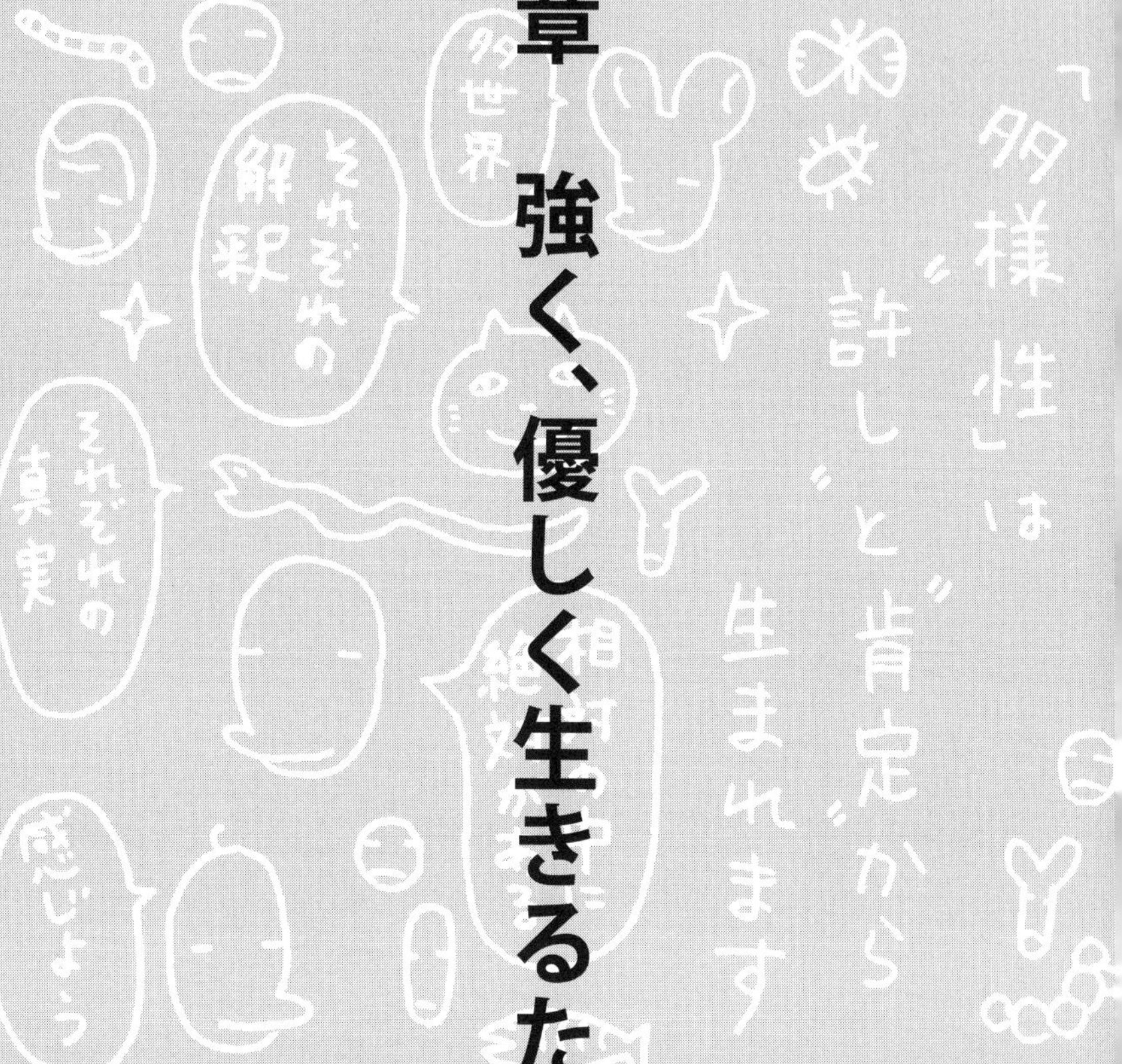

食事の見直しは「フロー」へのスイッチ

ここまで、セルフメンテナンスの秘訣を３つのステップ（腸↓抗酸化↓細胞活性）に分けてお伝えしてきました。

ステップ１・腸を元気にする（免疫力）
←
ステップ２・ストレス耐性をつける（抗酸化）
←
ステップ３・幸福感を高める（細胞活性）

ステップ１の腸を元気にすることがベースになりますが、呼吸法を取り入れたり（ステップ２）、体を温めたり、ウオーキングしたり（ステップ３）することは、早い段階から取り入れて構いません。

もともと腸が元気な人は、ファスティングの際にミネラルやアミノ酸を摂取することで体質改善がスムーズに進むでしょう。そうやって自分なりにカスタマイズしながらセルフメンテナンスを続けていくと、次第に感情が安定し、幸福感や自己肯定感が自然と高まっていきます。

こうした意識の変化は、心理学の分野で概念化されている「フロー」のイメージと重なり合います※。

ここでは、この本の内容をふまえながら次のように定義しましょう。

・肩の力が抜け、つねにリラックスできている。
・ごく自然に自己肯定でき、楽天的でいられる。
・感情に左右されず、自分がやりたいことに打ち込める。

フロー＝幸福感、自己肯定感、創造性と言い換えてもいいかもしれません。「感情に左右されない、ブレない」という点では、ニュートラル（中庸、ゼロ）という言葉もピッタリくるでしょう。

※心理学者ミハイ・チクセントミハイが提唱した概念。その個人に幸福や創造性をもたらす、「能力と挑戦が高いレベルで調和した状態」を指している。

要は「フロー（ゼロ）になる」スイッチとして、食事の見直しを中心としたセルフメンテナンスを用意してきたわけです。

この章では、その先にあるフローな生き方とはどんなものなのか？　様々な角度からたどっていきたいと思います。

大事なのは「自分のリズムで動けているか」

気をつけたいのは、フローになることが目的ではないということです。

自分が心地よくなる条件を日常のなかに増やしていけば、それはおのずとやってくるものだとイメージしてください。

コンディションが整い、ホルモンバランスが安定してくることでフローの条件は高まっていくわけですが、見落とされがちなポイントがもう一つあります。それは、いかにリズムを感じて生きるか？　ということ。

私たちが暮らしている空間には、時計という枠には収まりきらない、いくつもの時間軸が存在しています。

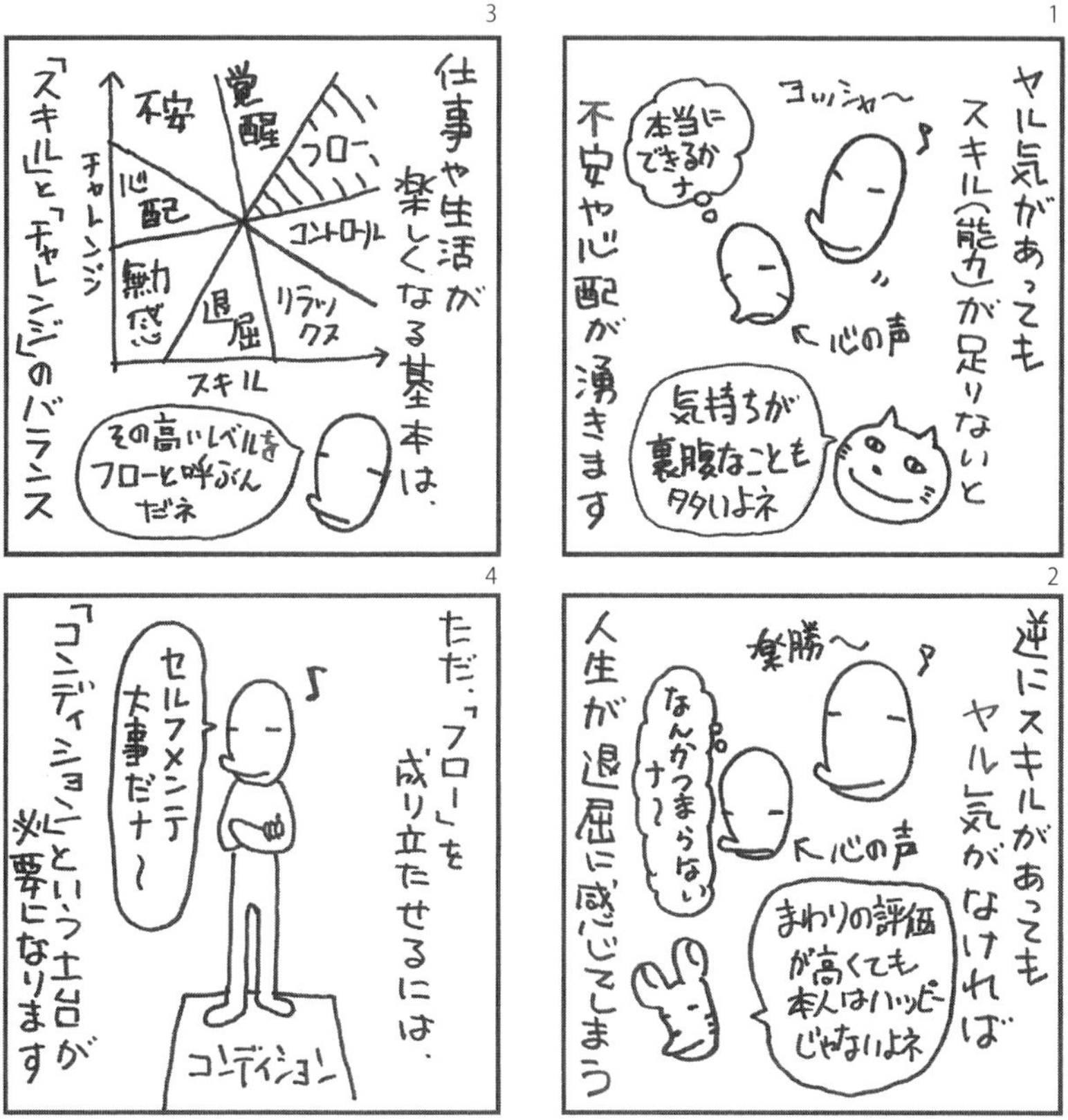
1
ヤル気があってもスキル（能力）が足りないと
ヨッシャ〜
本当にできるかナ。
心の声
不安や心配が湧きます
気持ちが裏腹なことも多いよネ
2
逆にスキルがあってもヤル気がなければ
楽勝〜
なんかつまらないナ〜
心の声
人生が退屈に感じてしまう
まわりの評価が高くても本人はハッピーじゃないよネ
3
仕事や生活が楽しくなる基本は、
覚醒
フロー
不安
心配
コントロール
退屈
リラックス
チャレンジ
スキル
「スキル」と「チャレンジ」のバランス
その高いレベルをフローと呼ぶんだネ
4
ただ、「フロー」を成り立たせるには、
セルフメンテ大事だナ〜
コンディション
「コンディション」という土台が必要になります

そのひとつが生物が感じている時間、リズムと呼ばれるものです。

たとえば、太陽の運行、月の満ち欠けなどはすべて規則性があり、計測もできますが、時計ばかりを見つめ、スケジュール管理していても、そこから生まれる季節や一日の移ろいは感じとれないでしょう。

こうした自然のリズムは、体のリズムに大きな影響を与えています。

そのひとつがホルモンバランスであり、生活リズムが不規則になるとイライラしたり、急に落ち込んだり、やる気や集中力が低下したり……女性の場合、ここに生理不順、生理痛などが関わってきます。

早寝早起きを心がけたり、ストレスのかかる仕事を減らしたりすることでもリズムは整い、改善は可能かもしれません。

ただ、そうやって生活を見直しても体調が変わらない人もいます。

もっと言えば、食事を変えても、運動を取り入れても、なかなかコンディションが整わず、メンタルが不安定な人もいるでしょう。心当たりのある人は、まず自分の行動パターンに目を向けてください。

たとえばキャリアを積んで、職場になじんでいくと心にゆとりが生まれ、あまり慌てなくなっていきますね？

慌てなくなるということは、自分のリズムで動けているということです。

自然体で生きられる人は、こうしたリズムを大事にしています。

多忙な時間に埋没せず、いつも冷静な目で自分をとらえる感覚と言ってもいいかもしれません。リズムと言っても、単に体を休めたり、規則正しい生活を心がけたりすることで得られるとは限らないのです。

忙しさのなかでこそ「ゆとり」は養われる

それよりも、むやみに他人に合わせるのをやめ、自分に中心を置いて、自分のために生きてみましょう。

杓子定規に自然のリズムに合わせるのではなく、まず自分自身のリズムを大切にして生きてみるのです。そのコツがつかめてくるほど、時間に追われ、いつも時計ばかり見ている生き方から抜け出せるでしょう。

自分を中心に置くといっても、それはエゴイスティックな生き方とはどこか根本が違ってきます。

心が身軽になるため、日々の過ごし方に無理がなくなり、自分のリズムと自然のリズムが重なりやすくなります。

もちろん、それはセルフメンテナンスにもプラスに働くでしょう。


自分のリズムで生きるのが難しいという人は、それまで思い描いてきた「成功イメージ」をまず変えてみてはどうでしょうか？

本当に豊かな人は、どこにいても、何をしていても自然とのつながりを感じ、まさに自然体で生きています。多忙だから、コンクリートに囲まれた生活だから心がギスギスするわけでもありません。

仕事が認められたり、お金をたくさん稼いだり……こうした成功も大切ですが、問題は自分らしく生きられるかどうかです。

いつも自然体でいたい、それが自分にとっての成功イメージだと思えたら、忙し

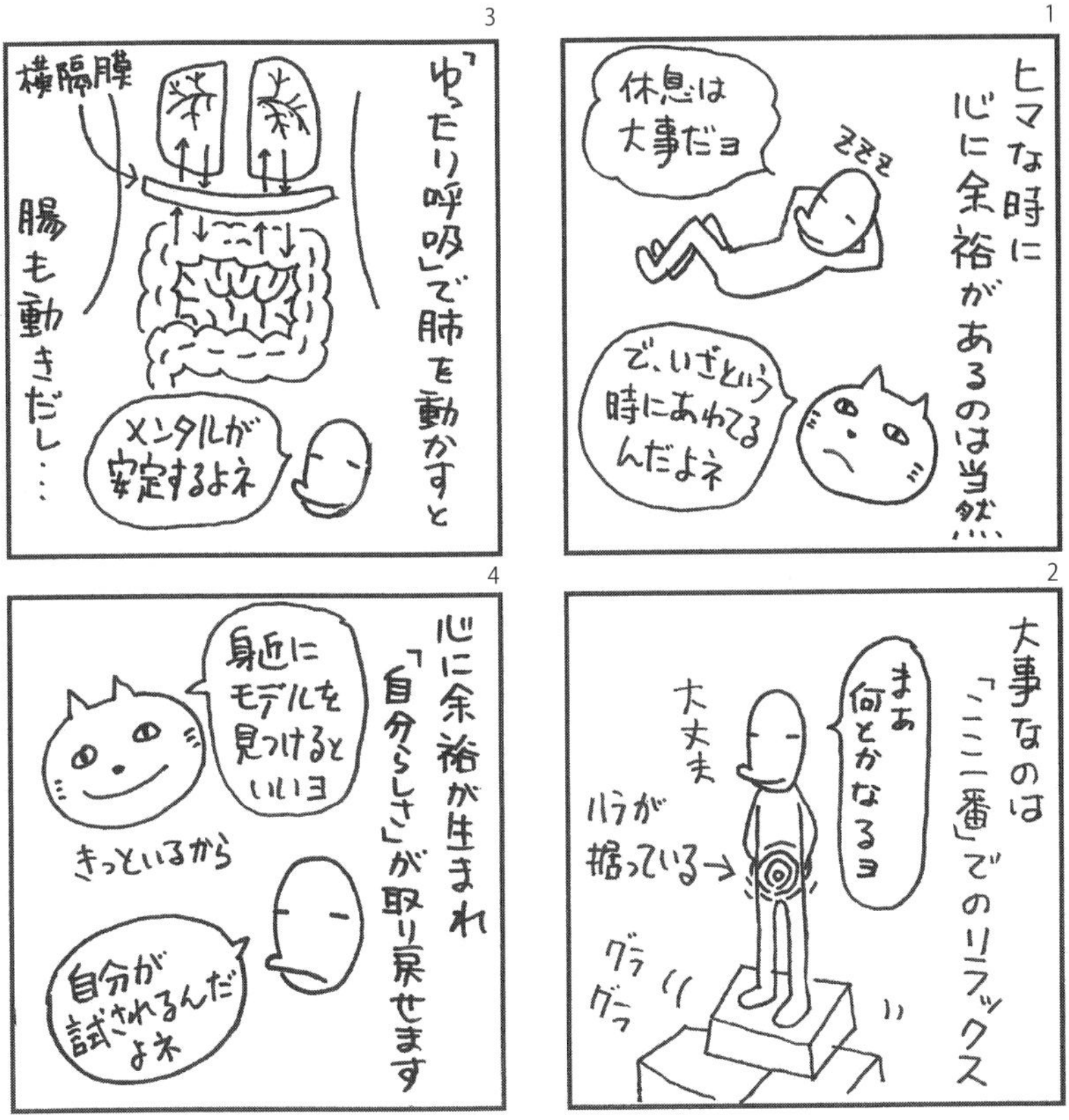
1
ヒマな時に心に余裕があるのは当然
休息は大事だヨ
で、いざという時にあわてるんだよネ
2
大事なのは「ここ一番」でのリラックス
まあ何とかなるヨ
大丈夫
ハラが据っている→
グラグラ
3
「ゆったり呼吸」で肺を動かすと
横隔膜
腸も動きだし…
メンタルが安定するよネ
4
心に余裕が生まれ「自分らしさ」が取り戻せます
身近にモデルを見つけるといいヨ
きっといるから
自分が試されるんだよネ

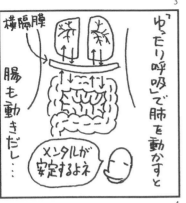

い日常にも違った意味が出てきます。忙しいときこそ、「本物のゆとりを養っていくチャンス」であるからです。

休日にのんびりすごすことも必要ですが、それ以上に意識したいのは「忙しい時でも同じテンションでいられる」こと。

有能だと言われている人は、基本的に慌てません。

そう、ニュートラルなのです。スケジュールに追われて、忙しくしていても自分を見失わず、振り回されている感じはないでしょう。

焦っている時は「呼吸」を意識しよう

時間にゆとりがある時に、心にゆとりが生まれるのは当たり前です。

でも、それは本当のゆとりかどうかはわかりません。忙しい日常でもゆとりが持てていないと、時間的なゆとりができても時間ばかり気にし、ついせかせかとしてしまうことが多いからです。

一つの方法として、「慌てているな」「焦っているな」と思ったら、呼吸を意識することを心がけてください。

呼吸のメリットについてはすでに述べてきましたが、ここで大事なのはあくまでも「呼吸を意識している自分」です。

1　いま気になっていることをいったん脇に置く。

2　ゆっくり吐いて、ゆっくり吸う。

3　呼吸している自分を感じながら、もう一回繰り返す。

さしあたって、こんなやり方で自分を取り戻す時間をつくってください。そのうち意識しなくてもいつもの自分に戻れるようになります。

いつもの自分でいられる機会が増えてくると、それだけで不安が減り、判断力や決断力が増していくでしょう。

すぐに決断できないから迷うのではなく、自分が納得していないまま、慌てて判断してしまうから迷うのです。そうしたパターンから抜け出すと、自分のリズムで生きるコツがわかってくるでしょう。

ガン医療の名医として活躍してきた土橋重隆さんに取材した時、大事なのは「一拍置くこと」だと言われました※。

たとえば、ガンを告知された時、誰もが一瞬パニックになるでしょう。

でも、そこでグッと踏みとどまって、呼吸をしてみる。もっと言えば、呼吸をしている自分を感じてみる。

そうするだけでもストレスは軽減し、冷静な判断ができるようになります。

気持ちが落ち着くことで必要な情報がキャッチしやすくなるので、思いがけない形で希望が湧いてくることもあるでしょう。

武術の稽古でも、大柄な相手に腕を強くつかまれると、それだけで身動きが取れなくなりますが、実際に不自由なのはその腕だけです。

本当は動かせるところがたくさんあるにもかかわらず、心が萎縮して、全身が不自由になってしまうわけです。

八方塞がりのように思えても、実際は心が平静さを見失っているだけで、落ち着

※土橋重隆『50 歳を超えてもガンにならない生き方』（講談社 2012 年）を参照。

「腸活」は健康のため？
今日も快腸だなァ
もちろん、そうだけど…
「ハラを据《す》える」という言葉があるように
グラグラ
アタマ
ハラ
ズシリ
アタマ
ハラ
脳より腸、アタマよりハラだネ
最後に求められるのは「自分らしさ」
だからセルフメンテが必要なんだネ
そう、怖いのは自分を見失うことだヨ
変わらないもの
変わりようがないもの
いつだって一緒だよネ
スーッ
それが本当の「わたし」

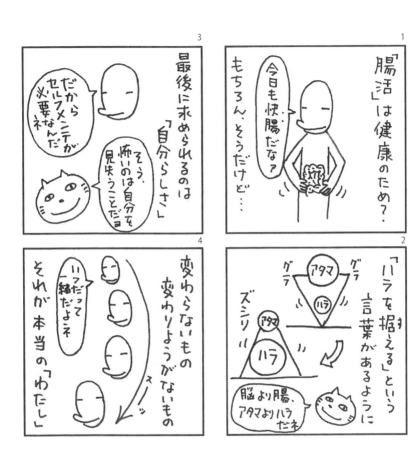

けば活路は見出せるかもしれません。

実際、そうやって対応できた時、自信が生まれるでしょう。大変だと思えることがあっても、同じテンションで向き合うことができ、ここ一番で余裕が湧いてくるかもしれません。

日常のなかで自分を試し、コツコツと自信を積み重ねていけば腹が据わり、どんな場面でも自分らしくいられるようになります。

セルフメンテナンスは、そういう自分に変わっていくための条件づくりであり、健康になることが第一の目的ではありません。

健康であるかどうかも大事ですが、どんな時でも同じ自分でいること、そのことのほうがよりよく生きる力になります。精神論だけで乗り切ろうとせず、心身の充実を前提にすると実現しやすくなります。

虚勢を張らずにすみ、嘘がなくなっていきます。

変化に対応できる「しなやかさ」を身につける

リズムと呼ばれるものについて、もう少し考えてみましょう。

自然のリズムと体のリズムはピッタリ合っているわけではなく、つねに何らかのギャップが存在しています。

たとえば、地球の自転によって生まれる24時間の周期に対して、私たちの体のリズムは5～10分ほどずれていることがわかっています※。

このリズムはサーカディアンリズム(概日リズム)と呼ばれますが、放っておくと日に日にずれが広がり、「夜に眠くなり、朝に目が醒める」という一日のリズムそのものが狂ってしまいます。

要は、体内の昼夜のリズムが逆転してしまうわけです。

こうしたずれを防ぐため、私たちの体には朝の日の光を浴びると体内時計がリセットされる仕組みが備わっています。

朝ごはんを食べ、消化管を動かすことも、このリセットをうながす「腹時計」と

※田原優『体を整えるすごい時間割』(大和書房 2019年)を参照。

しての効果があるようです。

自然界の仕組みは、かなり「いい加減」なのです。

かっちりと型にはまったものではなく、適応するためのしなやかさがつねに求められることがわかるでしょう。

それは、この世界で生きる私たちにも必要な感覚です。

体の仕組みはおおよそ決まっており、この本で紹介した腸のデトックスや抗酸化はおそらく誰にとっても必要でしょう。

ただ、そうした基礎をしっかりと身につけたら、それにとらわれず、自分なりの「型」が必要になってくるということです。

あくまでも自分なりの型ですから、細かいところは他の人は真似できませんし、相手に強制できるものでもありません。

そこで求められるのも、やはりしなやかさでしょう。

理屈ですべて判断することから離れ、感じる力を身につけていきましょう。

体の反応を大事にする習慣が身についていけば、その分、理屈っぽさは後退し、

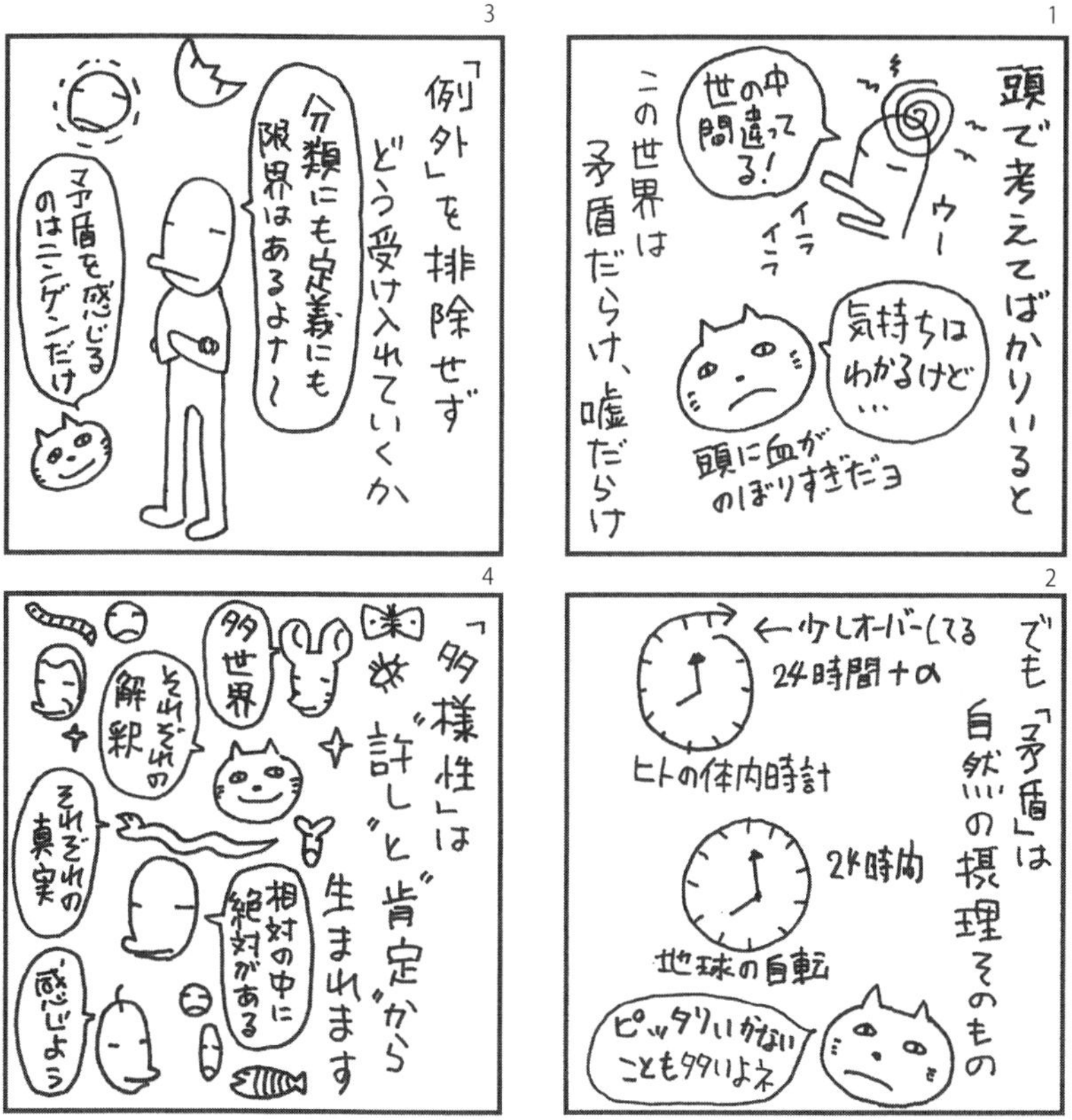
頭で考えてばかりいると
世の中間違ってる!
ウー
イライラ
この世界は矛盾だらけ、嘘だらけ
気持ちはわかるけど…
頭に血がのぼりすぎだヨ
でも「矛盾」は自然の摂理そのもの
←少しオーバーしてる
24時間+α
ヒトの体内時計
24時間
地球の自転
ピッタリいかないことも多いよネ
「例外」を排除せずどう受け入れていくか
分類にも定義にも限界はあるよナ〜
矛盾を感じるのはニンゲンだけ
「多様性」は"許し"と"肯定"から生まれます
多世界
それぞれの解釈
それぞれの真実
相対の中に絶対がある
感じよう

いやでも感性は磨かれていきます。

この世界には様々な「正しさ」があり、優劣を競ったり、議論したりしても仕方がないことも見えてきます。

臨機応変、融通無碍《ゆうづうむげ》なほうが自然の生き方に近いのです。おそらくそれが自然体＝フローということなのでしょう。

自然体でいられたほうが、当然、生き方はラクになります。ラクだからこそ能力も発揮されやすくなるのです。

日常から離れ、「脳」をデトックスしよう

この本では、食事の改善をメインにしたセルフメンテナンスをおすすめしてきましたが、それがすべてではありません。

そのことを強く実感するようになったのは、6年ほど前、都心から三浦半島の葉山に移住したことが大きかったと思います。

品川から逗子まで電車で1時間。逗子からさらにバスに20分ほど揺られてたどり

着ける田舎ですが、移住して最も良かったのは、自宅から歩いて数分のところに海が広がっていたことです。

毎朝、海辺を散歩し、波の満ち引きを感じることで、体の緊張が確実にゆるんでいくのがわかりました。食を見直すことですでに元気になっていましたが、体はそれだけストレスを感じていたのです。

人の健康は住んでいる土地の環境に左右されやすい……それは、食事を変えるだけではなかなか得られなかった感覚でした。

この感覚は、国内外を旅することでより強く自覚するようになりました。

旅を通して非日常に身を置く意味は、どこにあるでしょうか？　そこでカギとなるのは「脳のデトックス」です。


腸のデトックス……体にたまった老廃物・毒素をとる。

脳のデトックス……頭に詰まった悩みや不安、考えすぎの癖をとる。

ファスティングが腸にたまったゴミの掃除であるならば、旅の目的は「頭（脳）に詰まったゴミの掃除」であるでしょう。

頭のなかで思い描いているよりもこの世界はずっと広く、本来、私たちの体はその広い世界とつながっています。不安や悩みから解放され、自由になりたいのなら、実際に広い世界に出ていきましょう。

単純明快、見慣れた景色のなかから離れてみるのです。

思考パターンをリセットする効果的な方法は？

こうした意識のリセット（脳のデットックス）にとりわけ効果的なのが、長期間のファスティングでしょう。

長期間といっても、3〜7日程度の旅をイメージしてください。

長期間のファスティングが体験できる施設は全国にありますから、経験を積んだ指導者を見つけ、できれば半年〜1年に1回くらいのペースで本格的なファスティングを体験していくことをおすすめします。

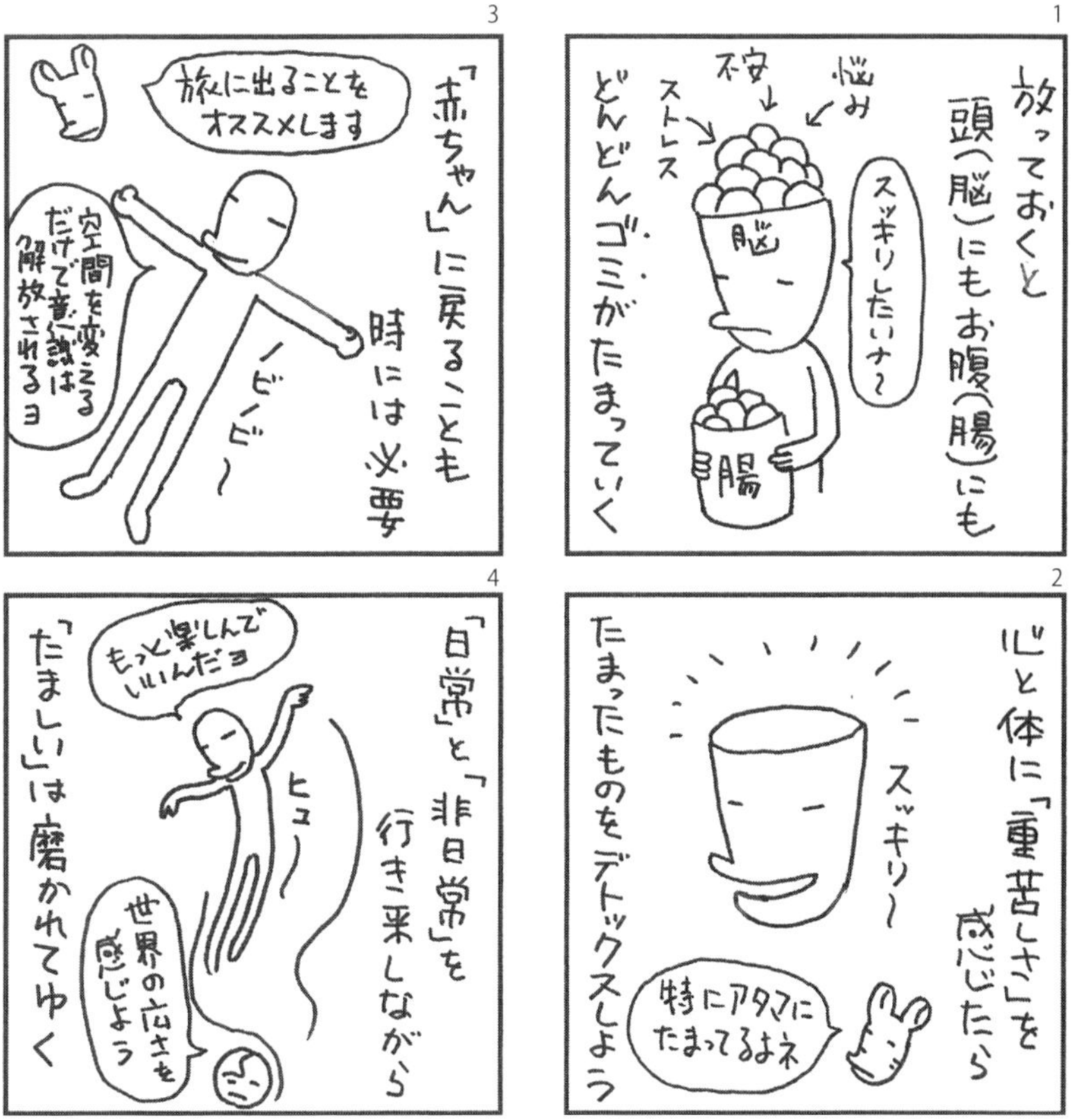
1
放っておくと頭（脳）にもお腹（腸）にも
悩み
不安
ストレス
脳
腸
スッキリしたいナ〜
どんどんゴミがたまっていく
2
心と体に「重苦しさ」を感じたら
スッキリ〜
たまったものをデトックスしよう
特にアタマにたまってるよネ
3
「赤ちゃん」に戻ることも時には必要
旅に出ることをオススメします
ノビノビ〜
空間を変えるだけで意識は解放されるヨ
4
「日常」と「非日常」を行き来しながら
もっと楽しんでいいんだヨ
ヒュ〜
世界の広さを感じよう
「たましい」は磨かれてゆく

長期のファスティングの優れているところは、体の内側と外側、両面からのリセット効果が得られやすい点でしょう。

日常から離れるだけでも意識のリセットはうながせますが、ファスティングの場合、食事の内容もコントロールできます。

体のウチとソト、両方からのインパクトはなかなか貴重です。

ファスティングの目的である腸のデトックスはもちろん、非日常の体験によってこれまでの思考パターンを変えるきっかけになるからです。

こうした思い切った形のリセットは、心身の健康を促すのはもちろん、病気の治癒につながるケースも少なくはありません※。

大事なのは方法ではなく、意識の変化なのです。

病気になってから気づくことも貴重な経験になりますが、できれば病気になる前にこの仕組みを活用してはどうでしょう?

意識して非日常をつくり、思考パターンをリセットすることで、日常では体験できないワンランク上のコンディショニングにつながります。

※前掲、土橋重隆『50歳を超えてもガンにならない生き方』(講談社 2012年)を参照。

日常で食の改善に取り組み、なおかつ、そこで得られない意識のリセット効果を非日常で体験していくわけです。

ハワイで体験した究極の「腸内クレンジング」

食べることと旅すること、生きることの原点が人を変えていく。そうした体験の一端として、ハワイのマウイ島で行われているコロン・クレンジング（腸内洗浄）を紹介しましょう。

コロン・クレンジングは、ベッド型の専用の機器に仰向けに寝た状態で、お尻にチューブを差し込んで良質の水を送り込み、腸内を循環させながら人為的に排泄をうながす自然療法の一つ。

国内外で導入している医療機関も増えてきましたが、紹介したいのはハワイの大自然で行うクレンジングです※。

マウイ島ののどかな自然のもと、一日一時間、正味5日にわたってクレンジングを行い、体にたまった便をひたすら排泄しつづけます。

※レイア高橋　Olakino オラキノ・コース / マウイ・デトックス　https://www.aloha-hdc.com/olakino.html)

この間の食事は、オーガニック野菜と果物でつくったスムージー、加熱調理しないローフード（生食）などのベジタリアン・メニューのみ。食物繊維やオリゴ糖をたっぷり含んだ食材を集中的に摂ることで、腸内の善玉菌にエサを送り、スムーズな排泄をうながすわけです。

食事を摂るため厳密にはファスティングではありませんが、脳と腸のデトックス体験としてはかなりのレベル。

たまった便が大量にデトックスされていく過程で感情もほぐれていき、文字通り、心と体がリセットされるのがわかりました。

興味深かったのは、古代のハワイアンも違った方法で腸のクレンジングを行っていたというエピソードです。

彼らはお腹（腸）を祖先の霊とつながる場ととらえていたため、腸をきれいにしておくことはごく自然な感覚だったようです。

便のたまった状態が感情が滞った状態と重なり合うことは、実際に体験してみると違和感なく受け入れられます。腸をきれいにし、感情を整えていくことで、直感が高まり、インスピレーションが得られやすくなるのです。

あえて「無茶なこと」をやってみよう

ハワイでのコロンクレンジング体験は、海外で行われることもあって、いきなり体験するのは難しいと感じたかもしれません。

いや、国内の断食プログラムに参加することだって、忙しくてすぐには無理だと思った人はいるでしょう。

でも、難しい、無理だと思っていたとしても、一歩踏み出してみると案外すんなりと実現できてしまうことは珍しくありません。

理性に縛られている現実にどこかで窮屈さを感じているのであれば、その理性的な判断をちょっと疑ってみることです。

理性が拒絶するような大胆なことにトライするのは、現状の行き詰まりを打破するじつは理にかなった方法とも言えます。そういう認識を持って、あえて「無茶なこと」をやってみてはどうでしょうか？

自棄《やけ》になって無茶なことをするのではなく、助手席に理性を乗せながら、いつもと違った道をドライブしてみるのです。

理性が「頭」にあるとするならば、この車を運転する主は「腹」でしょう。

自分を縛っているものをほどくことには不安や恐怖が伴いますが、やってみようという意思があればたいていのことはできます。

まずはそうした意思が湧いてくるよう、セルフメンテナンスで体を整え、少しずつ元気を取り戻してください。

怖いと感じるうちは、無理をしなくて大丈夫。

「そんなふうになれたらいいな」と思いつつ、焦らずにできることを続けていくと、いつの間にか自分は変わっていきます。勇気を出そうと思わなくても、自然と勇気が湧いてくるはずです。

勇気が湧いてきたら、前へ踏み出し、できるという実感を増やしていきましょう。文字通り腹が据わり、度胸や自信が備わってきます。

生まれ持った資質より「環境」が大事？

人の元気（健康）を支えている背景には、「遺伝」や「環境」など様々な要因が複雑に絡み合っています。

生まれ持った資質、体質が健康を左右することは確かですが（＝遺伝要因）、自分が暮らしている場の影響も大きく（＝環境要因）、最近ではこちらのほうが注目されるようになりました。

「遺伝子のスイッチがオンになる」という言葉がありますが※、体のどの部位でどの遺伝子を使うかは、外部の環境に応じてたえず変化していきます。そう、遺伝子の発現は、環境要因に左右されるのです。

もちろん、私たちの意識も環境の影響を受けながらたえず変化します。

実際、環境を変えることでこれまで当たり前だと思ってきたことが一瞬で変化してしまうことも珍しくはありません。

であれば、その要素を最大限に活用しましょう。

※遺伝子の配列は変化せず、眠っている遺伝子が後天的に発現すること。学問的には、「エピジェネティクス」と呼ばれています。

食事を見直すことは環境要因を変えるきっかけになりますが、食べ物自体が体に直接影響を及ぼしているわけではありません。

大事なのは「どんな場所で、誰と、どんな気持ちで食べるか？」……環境要因の重要性をふまえると食べ物の先にある世界が見えてきます。暮らしが浮かび上がってくると言ってもいいでしょう。

もちろん、住んでいる場も環境の一部です。掃除や片付けが大事だという話も環境要因への働きかけの一つになりますし、腸内のコンディションを整えることも、細胞内を活性化させることも、すべてが同じ視点でつながってくるでしょう。

これらに共通するキーワードは、「心地よさ」。

細胞、腸、体、住まい、土地、日本、地球……私たちが生きている世界は、様々な場が折り重なるようにしてできています。

セルフメンテナンスで健康の土台ができてきたら、元気になった心と体を使って、こうした「環境」を心地よい方向に変えていきましょう。

食事を変える、住まいを変える、仕事する環境を変える、住む土地を変える、日常を離れ、旅をする……。

いずれの場合も求められるのは、意識が変化しやすい環境に身を置くこと。怖いと感じるかもしれませんが、それは脳がこれまでの経験にしがみつき、変化を拒んでいるからです。

怖さの向こうには、無限の可能性が広がっています。

体はつねに「理性」を超えたがっている

仕事を通じて、家庭や子育てを通じて磨いていけることもありますが、そこには収まりきらない自分を内心で感じているかもしれません。

体は理性の壁を越えることをつねに望んでいます。

体の内側と外側、日常と非日常……できればその両方に意識を向け、元気な状態をアップデートしてください。

躊躇する自分がいたら、焦らず、身近にいる元気な人を観察しましょう。

元気な人は、旅をすることと食べること、この2つのエッセンスをうまく生活に取り込んでいることがわかります。

旅をあまりしないという人でも、元気であればたえず行動していますね？　もっと言えば、歩いているでしょう。

歩くことができるのは、なによりも元気であるからです。

体がうずいてきたら、広い世界にどんどん飛び出してください。そして、日常のなかで埋もれた感覚を解放させるのです。そしてまた日常に帰り、解放された感覚で好きなことに取り組みましょう。

大丈夫、一つ一つパズルのピースを埋めていけば、自分の好きなことが見えてきて、そこに向かっていきたくなります。

体を元気にすることで、直感と本能が動き出します。

自分を信頼し、いろいろなことにチャレンジしたくなるでしょう。セルフメンテナンスの目的も、そこにあります。

悪いものをすべて排除する必要はない

食べ物をエネルギーに変える代謝の仕組み、それを支える免疫、腸の働きなどを学んでいくなかで、ハッと気づいたことがあります。

それは、「体は優しくできている」ということ。

第1章で「免疫寛容」と呼ばれる、悪いものを完全に排除しない体に宿った不思議な働きについてお伝えしたでしょう。

その名の通り、免疫は「悪」に対して意外なほど寛容なのです。

腸内の悪玉菌にしても、本来であれば排除されておかしくないのに見逃され、他の菌たちと共生しています。腸内細菌研究のパイオニアである光岡知足さんは、こうした事実をふまえ、

「善玉菌が一定の割合で増えていけば腐敗を起こす悪玉菌の働きは抑えられ、腸内環境は自然と整っていきます」

と語ります※。「悪いものが存在することで、善いものが抑え込まれてしまう」と感じるかもしれませんが、体のなかでは必ずしもそうはなりません。大事なのは、やはり全体のバランスなのです。

たとえば、ストレスによって空間が淀んでいくと、不満を持っていた人が暴れ出し、場の調和が乱れていきます。

その場合、問題にするべきはストレスであって、この部分に目を向けないまま人を排除しても腐敗が進んでいくだけでしょう。

こうした腐敗に対処するには、発酵という正反対のベクトルが必要です。

発酵は、空間を心地よい方向に整えていく働きそのものです。

光岡さんは腸内環境が腐敗から発酵に切り替わる目安として、「善玉菌の割合が全体の2割を維持できていれば調和に向かう」と話されました。菌の大部分はどっちつかずの日和見菌ですが、善玉菌が増えると同調しはじめ、全体の環境が心地よい方向に変化するというのです。

※光岡知足インタビュー「全体の『2割』が変わるだけで調和が訪れます」(インターネット「Bio&Anthropos」より)

体のなかで起こっていることは、社会の縮図そのものです。

だとすれば、閉塞していた一つの組織が変わろうとするきっかけも、「全体の2割」がキーになるかもしれません。

すなわち、「10人のうち2人が動き出すだけで変化が生まれる」。

その2人のうちの1人が自分だったら、「勇気を出して一人仲間をつくる」ことが最初の一歩になります。それができたら、日和見していた人たちも味方につき、場の空気が徐々に変わっていくでしょう。

そうやって動き出すことである瞬間に逆転が起こり、腐敗から発酵へ切り替わっていくミラクルが生まれるはずです。

強く、優しく生きるために必要なこと

繰り返しますが、この勇気のために「元気」が必要なのです。

気合を入れなくても頑張れる力が湧いてくるからこそ、見えないものが形に変わり、環境は変化していきます。

自然の世界はただ厳しいというだけでなく、体に宿った免疫寛容しかり、抗酸化の働きしかり、それらを包み込む恒常性しかり……生きようとする存在を助けてくれる仕組みが随所に見られます。

もちろん、それをうまく活用できなければ生き残ることはできません。

でも、その仕組みを知り、活用していくことで生物としてのポテンシャルは限りなく発揮されていきます。人の体はそのようにできているのだと思えば、自分の可能性を信じる気持ちも湧いてくるでしょう。

実際、体の仕組みを学んでいくことで、「優しく生きることは生き物として当然のことだ」と思えるようになりました。

同時に、優しくできない人には何らか事情があることもわかってきました。

つらい環境に置かれている人がその影響を受け、人につらく当たってしまうのはある意味で当たり前のことです。

それはいいことだとは言えませんが、その人に宿っている本当の「思い」は、そうした振る舞いの奥にあります。

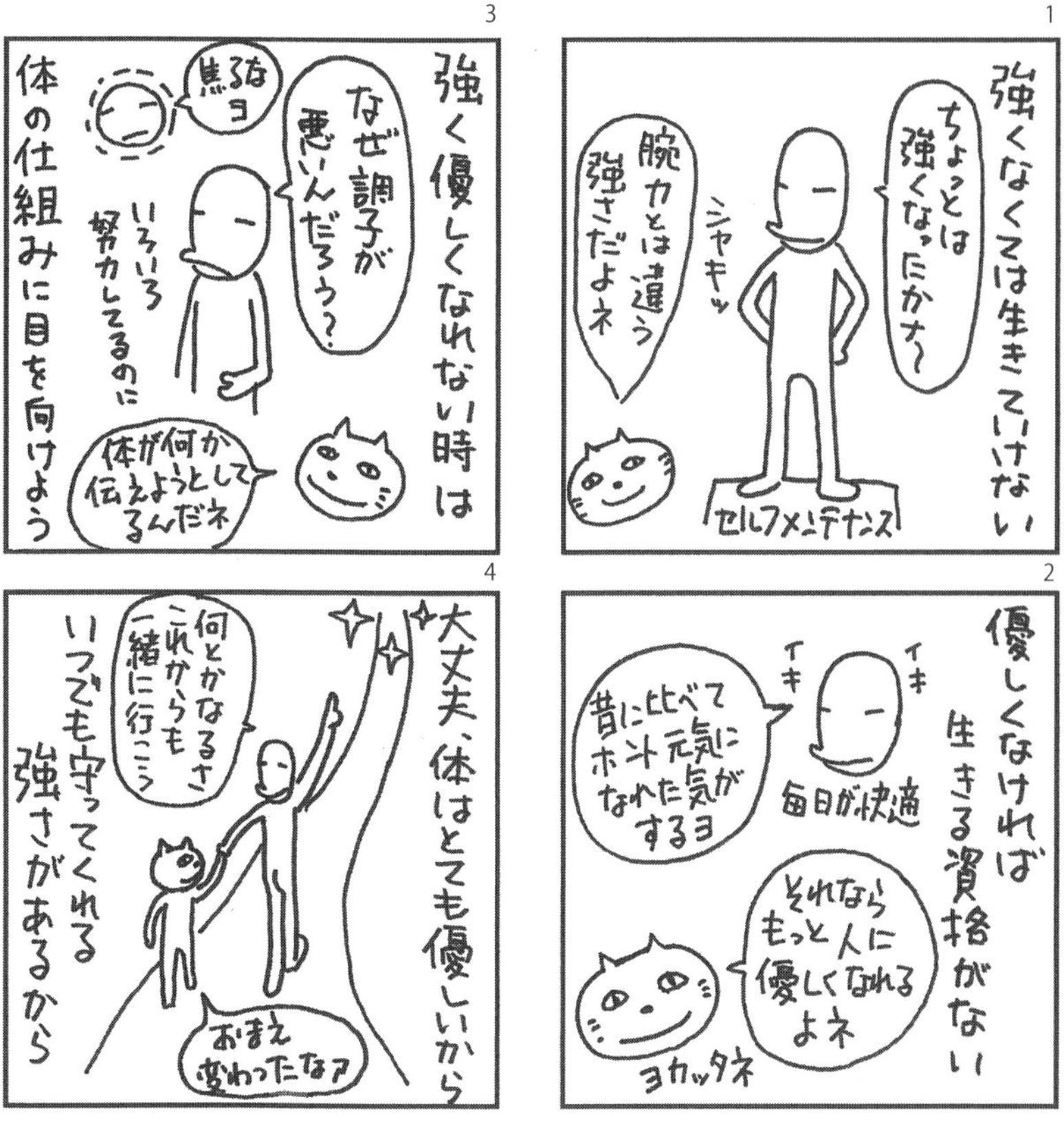
1
強くなくては生きていけない
ちょっとは強くなったかナ～
シャキッ
腕力とは違う強さだよネ
セルフメンテナンス
2
優しくなければ生きる資格がない
イキイキ
昔に比べてホント元気になった気がするヨ
毎日が快適
それならもっと人に優しくなれるよネ
ヨカッタネ
3
強く優しくなれない時は
なぜ調子が悪いんだろう?
焦るなヨ
いろいろ努力してるのに
体が何か伝えようとしてるんだネ
体の仕組みに目を向けよう
4
大丈夫、体はとても優しいから
何とかなるさ これからも一緒に行こう
いつでも守ってくれる強さがあるから
おまえ変わったなァ

本当の自分などというと観念的に聞こえるかもしれませんが、それは心と体の奥にひそんでいる「思い」そのもの。

心と体が乱れ、コンディションが低下すると、人は生理的な影響に引っ張られ、大事な「思い」を見失ってしまいます。

人につらく当たったり、イライラして思わず声を上げてしまったり、せっかくの好意を無視したり……自分でも「なぜあんなことをしてしまったんだろう」と嫌な気持ちになることもあるかもしれません。

でも、それがあなたではないですよね？　だとしたら、何をすればいいか？　心と体を整えていくしかありません。

思いそのもので、自分そのもので生きていけるように……。

いろいろあると思いますが、強く、優しく生きていくことを心がけましょう。

それは決して難しいことではなく、素直に体の声を聴き、できることをつづけていけば近づいていけるものです。無理だと思わず、ダメだと思わず、自分の内なる力を信じて一歩一歩進んでいきましょう。

生物について学んできたなかで強く感じるのは、生き物としてのヒトは、まだまだとんでもない伸び代があるということです。

これからの時代、一人一人が心と体の特性を知り、それを最大限に活かすことで機能活性した新しい人類が生まれる可能性があります。

強く、優しく生きるということ。それも底抜けに。

手順を踏んでパズルのピースを埋め、細胞一つ一つの機能性を高めていけば、望むことはきっと実現できるでしょう。

おわりに～「人生の3割バッター」を目指して

コンディショニングは野球のバッティングと似ていると思います。

会心のスイング、会心の当たりというものは確かにあり、バッターはその時の感触を追い求めて打席に立ちます。

でも、どんなに名バッターでも、そうそう頻繁には体験できません。

先年、惜しまれながら引退したイチロー選手も、全盛時代、10回の打席でヒットが打てるのは3回ちょっとでした。

あと7回は失敗していることになりますが、それでも他のバッターに比べると「すごく打っている」印象があったでしょう。7回の失敗以上に、3回の成功が大きなインパクトを与えていたわけです。

いったい何の話かと思うかもしれませんが、もう少し話を続けます。

たとえば、あるチームが同一チームと3連戦したとします。計算が紛らわしくなるので1ゲーム4打席とすると、3連戦で12打席になりますね。お客さんの前で試合をする以上、やはり1日1本はヒットを打ちたいところです。実際に打てたら、12打数3安打で打率は2割5分です。

プロのバッターとしてはちょっと物足りない成績でしょう。なぜ物足りないのか？　では、12打席で4本ヒットが打てたとします。

3試合のうちで2安打した日があったことになりますが、12打数4安打でいきなり打率は3割3部3厘に跳ね上がります。

この数字ならば首位打者がねらえる成績でしょう。

かなり単純計算していますが、追加された1本はかなり重要です。

年間を通じてコンスタントに「この1本」が打てる……といっても、10回のうちおよそ7回は外しているわけですが、そこにチャンスを活かせる人と活かせない人の差があることが見えてくるでしょう。

コンディショニングで大事なのも「この一本」です。

真面目な人はひたすら打率を上げることをイメージしますが、この複雑な社会でヒットばかり打てるわけではありません。

ヒットというのは、心地よい心と体の状態と思ってください。ざっくりと、それを健康と呼んでもいいでしょう。

健康は確かに大事ですが、健康ばかりでは健康の価値もわかりません。時々体調が崩れたとしても別にいいのです。病気になって寝込んでも、入院しても、だからダメと言うことではありません。

でも、ここ一番でヒットを打ちたいですよね。

だとしたら、まず一日一本のヒットが打てるくらいのコンディションを整えましょう。それで初めてプロの仲間入りです。

何のプロ？　それはもちろん、野球ではなく人生のプロでしょう。

会心の当たりが打てるような状態に心と体を整えるのです。

そのうえで、ここ一番に「もう一本」が打てるようになれたら輝きは増し、まわりに心地よさ＝感動を伝えられるようになります。

繰り返しますが、その差はたった一本です。

ずっとスーパーマンであることが求められているわけではなく、ちょっと変身するだけで能力は十分に発揮できます。

その先にあるのが、「人生の3割バッター」でしょう。

あまり難しいことを考えず、静かにコンディションを整えながら、つねに「3割」を目指したらどうでしょうか？

生涯のアベレージが「3割」で終われたら十分に成功です。

簡単にできることではありませんし、野球のように数字に残せるものでないため、評価のしかたも一様ではありません。

でも、記憶に残るようなヒットが打てた時、体のなかのいろいろな感覚が揺り動かされるはずです。その感覚は数字を超え、人とのつながりを生み、新しい扉を開くきっかけになります。

そして、ほのかな自信と豊かさを残してくれるでしょう。

この本で心がけてきたのは、「これが正しい」という方法論を伝えることではなく、様々な事実を総合させ、全体を見渡し、「おそらくこうだろう」という蓋然性《がいぜんせい》を浮かび上がらせることにありました。

蓋然性という言葉はちょっと耳慣れないので、わかりやすく「地図の読み方」に例えてもいいかもしれません。

大事なのは道案内ではなく、あくまでも読み方です。「ここに向かいなさい」と線を引っ張ってナビするのではなく、「そもそも地図ってこう読むんだよ」というところをまず共有するわけです。

それは、ヒトはこういうふうにできている、この世界はこういうふうに成り立っているという全体像を知ることと重なります。過去に多くの人が学び、体験してきた知の集積が、そこで役に立ちます。

すべて科学で括ることはできませんが、もう少し大きな蓋然性という枠を設け、その中で「全体をつかむ」練習をしていきましょう。この感覚がつかめたら、あとは地図を見ながら心地よい方向へ向かってください。

すべてを理論で説明しつくすことはできず、どこかしら矛盾も出てきますが、困ったら対立軸を外し、大きな海に出ることです。「おおよそこうだろう」の世界に戻れたら、自分の地図が進む道を照らしてくれます。

自立しましょう。独りよがりではない、大きな海につながる地図をつくり、ゆっくりと自分の足で歩いていきましょう。

道に迷ったら人に聞く勇気も必要ですが、まず自分で考えること。何が問題なのだろうと問いかけることです。

人は縛るのではなく解き放つことで、初めて自分の足で進んでいけます。鎖を解き放つことが、伝えることの本当の役割なのです。

大丈夫です、微生物、植物、鉱物……見えないたくさんの存在があなたを守ってくれています。

そうやって小さな一歩を踏み出せば、きっと人生に革命が起きるでしょう。

2020年4月

長沼敬憲

参考文献

福士審『内臓感覚』（日本放送出版協会　2007年）
光岡知足『大切なことはすべて腸内細菌から学んできた』（ハンカチーフ・ブックス　2015年）
光岡知足『人の健康は腸内細菌で決まる！』（技術評論社　2013年）
上野川修一インタビュー「腸内細菌との『共生』を視野に入れた食のあり方が、これから問われてくるでしょう」（インターネット「Bio&Anthropos」所収　2017年）
近藤和雄『人のアブラはなぜ嫌われるのか～脂質「コレステロール・中性脂肪など」の正しい科学』（技術評論社　2015年）
西原克成『内臓が生みだす心』（日本放送出版協会　2002年）
小林弘幸『人生を決めるのは脳が1割、腸が9割！』（講談社　2014年）
藤野武彦『BOOCSダイエット』（朝日新聞社　2005年）
村上正晃インタビュー「『炎症回路』の活性化が多くの病気の発症につながっています」（インターネット「Bio&Anthropos」所収　2017年）
佐古田三郎『佐古田式養生で120歳まで生きるする・しない健康法』（実業之日本社　2017年）
幕内秀夫『日本人のための病気にならない食べ方』（フォレスト出版　2018年）
砂沢佚枝『コワいほどくびれる！腸もみダイエット』（マキノ出版　2009年）

砂沢佚枝『完全版・腸もみバイブル』（扶桑社　2010年）
松村卓『ゆるめる力 骨ストレッチ』（文藝春秋　2016年）
松村卓『人生を変える！骨ストレッチ』（ダイヤモンド社　2016年）
安保徹『人が病気になるたった2つの原因～低酸素・低体温の体質を変えて健康長寿！』（講談社　2010年）
米川博通『生と死を握るミトコンドリアの謎～健康と長寿を支配するミクロな器官』（技術評論社　2012年）
長沼敬憲『ミトコンドリア「腸」健康法』（日貿出版社　2017年）
太田成男『ここまでわかった水素水最新Q&A～続・水素水とサビない身体』（小学館　2017年）
大谷勝『アミノエビデンス～なぜ効くのか・何に効くのか　255 subjects』（現代書林　2003年）
池田清彦・監修『人の死なない世は極楽か地獄か』技術評論社　2011年）
本川達雄『「長生き」が地球を滅ぼす――現代人の時間とエネルギー』（CCCメディアハウス　2006年）
青柳幸利『やってはいけないウオーキング』（SBクリエイティブ　2016年）
今村浩明、浅川希洋志『フロー理論の展開』（世界思想社　2003年）
土橋重隆『50歳を超えてもガンにならない生き方』（講談社　2012年）
田原優『体を整えるすごい時間割』（大和書房　2019年）
長沼敬憲『最新の科学でわかった！　最強の24時間』（ダイヤモンド社　2017年）
光岡知足インタビュー「全体の『2割』が変わるだけで調和が訪れます」（インターネット「Bio&Anthropos」所収　2015年）

いかがでしたか？
「最強のセルフメンテナンス」について
もっと知りたい方は、
⬅ こちらにアクセスしてください。

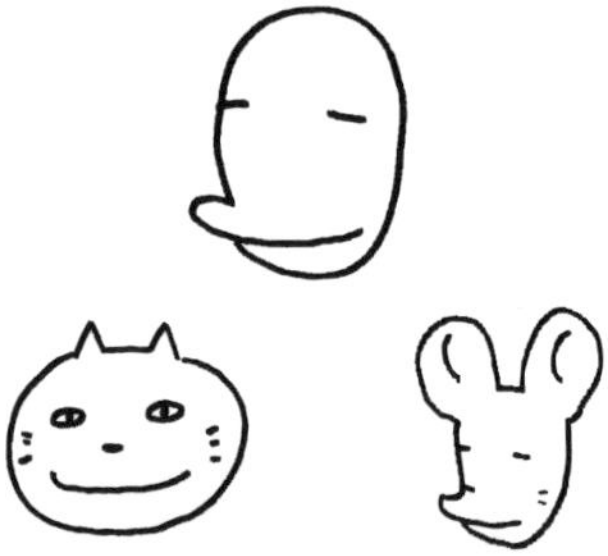

アリガト〜

LINE登録でカンタン！

「最強のセルフメンテナンス」
コミュニティ参加のすすめ！

元気で楽しい仲間たちと、このたびセルフメンテナンスを実践していくコミュニティを立ちあげました。
読者の皆さんへの情報発信のベースにしつつ、まず「腸活セルフメンテ」のプログラムを近日中に公開！　ポテンシャル最大化プログラムも鋭意作成中です。
いま、LINE 登録していただくと、食事の改善に役立つ**『腸を元気にするカンタン・レシピ集』**、本書未収録の**『ゆるむ！　最強のセルフメンテナンス・特別編』**の**2大特典 PDF** を無料プレゼントします。

LINE登録は、
QRコードをスキャンして
「友だち追加」

@self39でも検索できます
（@ をお忘れなく）

LINE登録者に
無料プレゼント！

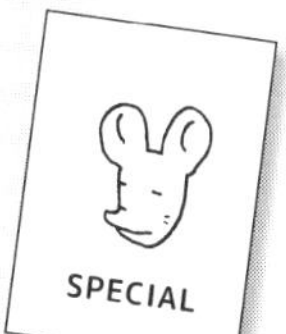

ご要望の多いレシピ集は、**料理が苦手な人でも手軽に実践できるつくり方のコツ**が満載！　未収録の「セルフメンテ特別編」では、**腸活の先にある「身体感覚の磨き方」**についてお伝えします。どちらもダウンロードしてご覧になれますので、ぜひご登録を！

ゆるむ！　最強のセルフメンテナンス
「腸」から始まる食事の教科書

2020 年 4 月 17 日　初版発行

著者・イラスト　長沼敬憲

発行人　長沼恭子
発行元　株式会社サンダーアールラボ
〒 240-0111　神奈川県三浦郡葉山町一色 1120-4
Mobile　090-7717-0044
Tel&Fax　046-890-4829
info@handkerchief-books.com
handkerchief-books.com

発売　サンクチュアリ出版
〒 113-0023　東京都文京区向丘 2-14-9
Tel　03-5834-2507　Fax　03-5834-2508

デザイン　ハンカチーフ・ブックス

印刷・製本　シナノ印刷株式会社

ISBN978-4-8014-9851-8